LES

HERNIES JUXTA-FUNICULAIRES

HERNIES DIRECTE ET OBLIQUE INTERNE

PAR

Le Docteur Jean VILLETTE

ANCIEN INTERNE DES HOPITAUX DE PARIS

PARIS

VIGOT FRÈRES, ÉDITEURS

23, PLACE DE L'ÉCOLE-DE-MÉDECINE, 23

1911

LES

HERNIES JUXTA-FUNICULAIRES

HERNIES DIRECTE ET OBLIQUE INTERNE

DU MÊME AUTEUR

Comment utiliser la faradisation dans les syncopes chloroformiques ? *Presse Médicale*, 13 septembre 1905.

La faradisation dans les syncopes chloroformiques, *Journal des Sciences Médicales de Lille*, 30 septembre 1905.

La faradisation dans les syncopes chloroformiques, *Presse Médicale*, 30 novembre 1907.

Procédé indolore pour l'ablation des sutures, *Presse Médicale*, 25 juillet 1908.

Pancréatite et cytostéatonécrose (avec M. le Dr Proust), Société Anatomique, 18 novembre 1910.

Tumeur du cerveau et œdème papillaire (avec Dufourmentel), Société Anatomique, 24 mars 1911.

Respiration artificielle dans les syncopes chloroformiques, *La Clinique*, 24 mars 1911.

LES
HERNIES JUXTA-FUNICULAIRES

HERNIES DIRECTE ET OBLIQUE INTERNE

PAR

Le Docteur Jean VILLETTE

ANCIEN INTERNE DES HOPITAUX DE PARIS

PARIS

VIGOT FRÈRES, ÉDITEURS

23, PLACE DE L'ÉCOLE-DE-MÉDECINE, 23

1911

M. le Docteur MAUCLAIRE

Professeur agrégé à la Faculté de médecine.
Chirurgien de l'hôpital de la Charité.

Hommage de profonde admiration et d'affectueuse reconnaissance.

Son dévouement et son habileté chirurgicale m'ont sauvé la vie. Ses conseils ont conduit et encouragé toutes mes études.

M. le Professeur DIEULAFOY

M. le Professeur LE DENTU

M. le Professeur PINARD

M. le Professeur LANDOUZY
Doyen de la Faculté

M. le Professeur agrégé JALAGUIER
Chirurgien de l'hôpital des Enfants-Assistés.

M. le Professeur agrégé LEGUEU
Chirurgien de l'hôpital Laënnec
Hommage de reconnaissance et d'affectueux attachement

M. le Docteur PICQUÉ
Chirurgien de l'hôpital Lariboisière

M. le Docteur BAUDET
Chirurgien des Hôpitaux.
*Hommage d'affectueuse reconnaissance pour ses pré-
cieux encouragements.*
*Il m'a indiqué le sujet de ce travail inspiré de son
enseignement quotidien.*

M. le Professeur agrégé R. GRÉGOIRE

Chirurgien des hôpitaux

M. le Docteur G. LABEY

Chirurgien des Hôpitaux.

*Hommage affectueux d'admiration et de profonde re-
connaissance.*

M. le Docteur L. TIXIER

Chef de laboratoire à l'hôpital des Enfants-Malades.

M. le Docteur M. BARBIER

Chef de clinique chirurgicale à l'Hôpital Cochin,

M. le Professeur PAUL RECLUS
Chirurgien de l'Hôtel-Dieu.

INTRODUCTION

Nous opposons à la hernie inguinale commune, oblique externe, intra-funiculaire, le groupe moins nombreux mais plus intéressant, peut-être, des hernies directes et obliques internes juxta-funiculaires.

Anatomiquement, les hernies du premier groupe pénètrent dans la paroi en dehors de l'artère épigastrique, celles du deuxième groupe sortent en dedans de cette artère. La précision de ce rapport a poussé certains auteurs à fonder sur lui seul la division des hernies inguinales.

Hesselbach, Scarpa ont distingué les hernies en *externes* et *internes*.

Macready les distingue en *obliques* et *directes*.

Mais si cette division a l'avantage d'être simple et de mettre en relief certains caractères anatomiques importants pour la pratique opératoire, nous pensons néanmoins qu'il est préférable de scinder en deux le groupe des hernies placées en dedans de l'artère épigastrique.

Aussi, reprenant la division des classiques français depuis Velpeau, nous admettrons trois variétés de hernies inguinales, suivant qu'elles se font par l'une des fossettes externe, moyenne ou interne du péritoine.

1° Hernie oblique externe, commune ;

2° Hernie directe ;

3° Hernie oblique interne.

Ce travail comprend l'étude des deux dernières variétés que la pratique chirurgicale a souvent réunies pour les opposer à la première. Si la hernie directe et la hernie oblique interne se distinguent par de nombreux caractères, elles se rapprochent par des points communs dont l'importance pratique est considérable :

Hernies situées en dedans de l'artère épigastrique ;

Hernies situées à côté du cordon spermatique, et non dans sa gaine fibreuse ;

Hernies acquises, de faiblesse, atteignant surtout l'âge mûr.

C'est pour ne pas perdre de vue ces points communs que nous étudierons parallèlement dans chaque chapitre la hernie directe et la hernie oblique interne.

HISTORIQUE

I. — Hernie directe.

La hernie directe semble avoir été remarquée pour la première fois, au début du xviiie siècle, par Heister, sur le cadavre d'un danseur de corde. C'est du moins l'avis de Camper (1) qui dit avoir eu lui-même occasion d'en disséquer un cas, en 1759. A. Monro (2) en vit une, alors qu'il travaillait à Berlin. Astley Cooper l'étudia brièvement dans son ouvrage.

Vers la même époque, Meckel rapporta un cas vu par Manteggia, et Russel (3) décrivit la hernie directe comme une variété nouvelle.

C'est Hesselbach, le père, qui nota avec soin la situation de l'artère épigastrique par rapport au collet des hernies inguinales. Il fonda sur ce caractère la division des hernies inguinales en externes et internes. Le premier, il fixa, dans une étude d'ensemble, les caractères cliniques de la hernie interne.

Bientôt Scarpa, professeur à Pavie, publiait sa série

1. Camper. *Kleine Schriften*, 1785 ; ii, 59.
2. Monro. *On the Gullet*, 1811 ; p. 462.
3. Russel. *Truss. Roy. Society* ; Edin., 1805.

de *Mémoires* et, reprenant les travaux de Hesselbach, il montrait l'importance de la situation des vaisseaux épigastriques pour la kélotomie. Il indiquait également la nécessité d'une pelote de forme spéciale pour la contention des hernies situées en dedans du cordon.

Marjolin (1) ne parle des hernies internes que pour les mettre en doute, il dit n'en avoir jamais observé.

Cloquet reprend la question ; il exagère, semble-t-il, la fréquence de cette affection dont il fixe la proportion à 1/5 environ des hernies inguinales.

Malgaigne s'y intéresse également, il réduit la proportion à 1 °/₀ environ.

Plus près de nous, signalons les travaux de Duret, de L. Picqué et surtout de A. Broca dont les dissections ont établi certains points importants sur la fréquence et l'anatomie de la hernie directe.

En Angleterre, Macready lui consacre un chapitre important de son traité paru en 1893 ; il l'assimile aux laparocèles. Enfin, chez nous, Berger s'en occupe, et Forgue, dans un article récent (1908), résume l'état de nos connaissances sur la question.

II. — Hernie oblique interne.

Le première relation officielle semble être celle de A. Cooper, en 1804.

Trente ans plus tard, Goyrand la décrit comme variété à part et relate un cas d'autopsie.

Velpeau crée le terme de hernie oblique interne en 1847.

1. Marjolin. *Thèse de concours*, 1812, p. 15.

Demeaux, Morton, English, Verneuil et Lemaistre en publient des observations.

Récemment, C. Mantelli rassemble 41 observations, dont 4 personnelles; nous verrons que plusieurs d'entre elles sont discutables.

FRÉQUENCE DES HERNIES SITUÉES
EN DEDANS DE L'ARTÈRE ÉPIGASTRIQUE

Tous les classiques opposent à la fréquence des hernies obliques externes, communes, la rareté relative des hernies situées en dedans de l'artère épigastrique. Certains auteurs ont exagéré considérablement cette rareté ; il résulte de statistiques nombreuses que, si la hernie oblique interne est exceptionnelle, la hernie directe, en revanche, est une variété courante qui doit être bien présente à l'esprit du clinicien et de l'opérateur.

I. — Hernie directe.

Exceptionnelle dans l'enfance, rare chez les adultes jeunes, sa fréquence augmente très vite à partir de 40 ans, ce qui se conçoit puisqu'il s'agit d'une hernie de faiblesse. A partir de 50 ans, la hernie directe devient presque aussi fréquente que la hernie oblique externe, toutefois cette assertion demande à être commentée.

Il faut savoir, en effet, qu'un très grand nombre de hernies directes passent inaperçues et ne sont pas opérées, pour les raisons suivantes. Petites, ordinairement doubles, elles existent surtout chez les obèses et à un âge où se font rares les efforts violents. De plus, elles atteignent toute une catégorie de malades sur lesquels l'attention est retenue par des infirmités plus graves que celle-là : signalons la toux habituelle des bronchitiques, la distension vésicale des prostatiques, l'ascite des cirrhotiques.

La recherche de la hernie directe chez tous les malades âgés en fait découvrir très souvent les caractères cliniques et donne lieu à de nombreuses constatations d'autopsies. Nous n'en voulons pour preuve que les dissections de A. Broca à l'École pratique. Cet auteur, dans le courant de l'année 1888, disséqua 32 sujets atteints de hernies inguinales. Il rencontra 13 hernies directes, soit 46 %. Voici, d'ailleurs, ses chiffres, on y remarquera que *sur 8 sujets atteints de hernies bilatérales, 6 présentaient des hernies directes.*

23 hernies unilatérales :
- 7 directes : 4 gauches. / 3 droites.
- 16 externes : 9 droites. / 7 gauches.

6 hernies bilatérales :
- 4 directes.
- 2 externes.

1 sujet :
- 2 externes.
- 1 directe.
- 1 crurale.

1 sujet :
- 1 directe, gauche.
- 1 externe, congénitale, droite.

1 sujet :
- 1 externe, droite.
- côté gauche détruit.

Villette

Avant Broca, Cloquet avait déjà porté le pourcentage de la hernie interne à un chiffre élevé : sur 289 inguinales, il avait trouvé 86 hernies en dedans de l'artère épigastrique, soit 29,7 °/₀.

En contradiction avec Cloquet et Broca, certains auteurs, parmi ceux qui ont le plus contribué à imposer la notion de la congénitalité de la plupart des hernies inguinales, mettent en doute l'existence de la hernie directe ou réduisent à l'excès sa proportion.

Lucas-Championnière dit : « Je n'ai jamais rencontré de hernie directe avec le caractère classique indiqué, artère épigastrique en dehors et en avant du collet. » Il admet toutefois avoir observé l'effondrement de la paroi postérieure du trajet inguinal correspondant au premier degré de cette hernie.

P. Berger s'appuyant sur l'examen de 10.000 observations de hernies relève, pour environ 8.000 inguinales, 249 directes, soit une proportion de 3,1 °/₀. Mais il s'agit, en général, de simples examens cliniques. L'auteur ajoute : « J'ai toujours accompagné cette mention d'un point de doute et, actuellement que plusieurs années d'observations et d'études ont passé sur ces recherches, je suis moins convaincu que jamais qu'une seule de ces hernies pût être considérée avec certitude comme une véritable hernie directe. »

Forgue déclare l'avoir rencontrée seulement 21 fois sur 840 opérations de hernies inguinales, soit une proportion de 2,5 °/₀.

Macready, après examen de plus de 18.000 hernieux à la Société des bandages de Londres, fixe à 7 °/₀ environ la proportion des hernies directes. Voici les ableaux qu'il dresse des cas observés chez l'homme.

TABLEAUX indiquant la fréquence de la hernie directe, selon l'âge et le côté (d'ap. MACREADY).

PREMIÈRE PARTIE. — HERNIE DIRECTE CHEZ L'HOMME, D'APRÈS L'AGE ET LE CÔTÉ, *au moment de l'apparition.*

Age	16 à 20	21 à 25	26 à 30	31 à 35	36 à 40	41 à 45	46 à 50	51 à 55	56 à 60	61 à 65	66 à 70	71 à 75	76 à 80	81 à 85	Total
Droites	2	5	9	8	12	17	21	12	15	5	5	1			112
Gauches	2	2	6	15	8	14	11	9	4	2	3			1	77
Doubles	1	1	1		2	3			1	2					11
Total	5	8	16	23	22	34	32	21	20	9	8	1		1	200

DEUXIÈME PARTIE. — LES MÊMES CAS, D'APRÈS L'AGE ET LE CÔTÉ, *au moment de l'examen.*

Age	16 à 20	21 à 25	26 à 30	31 à 35	36 à 40	41 à 45	46 à 50	51 à 55	56 à 60	61 à 65	66 à 70	71 à 75	76 à 80	81 à 85	Total
Droites			1	2	4	2	4	5	8	12	7	3	3		51
Gauches				2	1	1	5	8	4	4	3	4	2		34
Doubles				2	4	13	14	15	17	27	10	8	3	1	115
Total			1	6	10	16	23	28	29	43	20	15	8	1	200

D'après ces tableaux basés sur un ensemble de 200 cas, la hernie directe semble apparaître ordinairement à droite ; elle est le plus souvent double au moment de l'examen par le médecin.

L'écart très considérable entre les chiffres des différents auteurs nous a poussé à relever, à notre tour les cas de hernies directes opérées dans le service de notre maître, M. le Dr Picqué. Pour chaque année, nous avons compté le nombre des hernies directes, *en ne conservant que les cas* où l'opérateur avait fait un examen anatomique détaillé de la région et noté expressément la situation des vaisseaux épigastriques en dehors du collet. *Nous avons compté au nombre des hernies obliques externes* les cas sans relation détaillée et même tous ceux où l'opérateur s'était contenté d'inscrire : « ... hernie de faiblesse, éventration de la paroi postérieure ». Dans ces conditions, la proportion que nous donnons est nécessairement inférieure à la réalité.

Voici nos chiffres :

HOPITAL LARIBOISIÈRE

SERVICE DE M. LE Dr PICQUÉ. SALLE CHASSAIGNAC.

Année 1909

66 opérations de hernies inguinales simples ou étranglées.

6 hernies directes ; soit 9 %.

Année 1910

75 opérations ;

6 hernies directes ; soit 8 %.

Année 1911 (1)

35 opérations ;

3 hernies directes ; soit 8,5 %.

1. Pour 1911, la statistique ne porte que sur les cinq premiers mois, du 1er janvier au 1er mai.

Résumé.

Nombre d'opérations pour hernies inguinales : 176.

Nombre de hernies directes anatomiquement véri-
fiées : 15.

Proportion : 8,5 °/₀.

Nous avons réuni, dans un même tableau, les statistiques de différents auteurs.

Lucas-Championnière	mise en doute
P. Berger	3,1 °/₀ (?)
Forgue	2,5 °/₀
Cloquet	29,7 °/₀
A. Broca.	46 °/₀
Macready	7 °/₀
Papon et Tartavez	7 °/₀
Statistique du service du Dr Picqué .	8,5 °/₀

Il est impossible d'établir une moyenne entre ces
chiffres relevés dans des conditions trop différentes.
*Pratiquement, le chiffre de 8,5 °/₀ que nous donnons
représente la proportion minimum des hernies directes
opérées dans un hôpital d'adultes.*

Les chirurgiens actuels notent plus de hernies dirce-
tes qu'autrefois sur la table d'opérations, parce qu'ils
opèrent les hernies même peu volumineuses, parce que
la limite d'âge a été reculée, parce que la pratique des
incisions hautes et des procédés de réfection de la
paroi postérieure permet de vérifier facilement les rapports de l'artère épigastrique, enfin, parce qu'un grand
nombre de hernies congénitales ont été opérées dans
l'enfance, ce qui contribue à augmenter, de jour en

jour, la proportion relative des hernies directes ou acquises dans les services d'adultes.

II. — Hernie oblique interne.

Au contraire de la variété précédente, celle-ci doit être tenue pour *absolument exceptionnelle,* ce que les considérations anatomiques exposées plus loin font facilement concevoir.

Il est impossible d'établir une statistique, disons seulement que Mantelli, en 1910, parvenait à en réunir 41 observations depuis le cas d'Astley Cooper en 1804. Un certain nombre d'entre elles sont d'ailleurs discutables.

ANATOMIE DES HERNIES JUXTA-FUNICULAIRES

Les hernies situées en dedans de l'artère épigastrique et du cordon se produisent par distension du péritoine au niveau d'une zone normalement résistante mais occasionnellement affaiblie. Quelques considérations sur le canal inguinal et spécialement sa paroi postérieure éclaireront l'anatomie pathologique et l'étiologie de ces hernies.

La paroi postérieure du trajet inguinal est formée par le fascia transversalis solidement renforcé en dedans et en dehors par des éléments fibreux mais découvert sur la partie moyenne (fig. 1).

Le *segment externe* est consolidé par le ligament de Hesselbach bordant l'anneau profond avec les vaisseaux épigastriques.

Le *segment interne* est renforcé par la superposition d'avant en arrière, du pilier de Colles, du tendon conjoint, du ligament de Henle.

Le segment moyen est réduit au seul fascia transversalis recouvrant le tissu cellulo-adipeux sous-péritonéal et la séreuse. C'est là que se trouve *le point faible* de la paroi postérieure répondant à la fossette inguinale moyenne du péritoine et décrit sous le nom de *triangle de Hesselbach*. Ce dernier est limité, sur une paroi normale :

En bas, par l'arcade de Fallope ;

En dehors, par le ligament de Hesselbach et l'épigastrique ;

En dedans, par le tendon conjoint recouvrant le ligament de Henle.

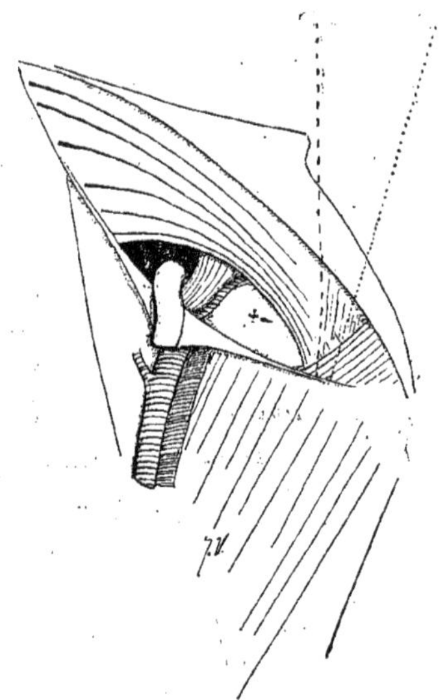

Fig. 1. — Triangle de Nesselbach
point faible de la paroi inguinale postérieure
- - - - : bord du grand droit.
. . . . . : artère ombilicale.

Sur une paroi faible ou forcée par la hernie directe (fig. 9, p. 73), le tendon conjoint est repoussé en haut et en dedans et les limites du triangle deviennent celles données par Mac Clellan :

En bas, arcade de Fallope ;

En dehors, artère épigastrique ;

En dedans, bord latéral du grand droit.

Le degré de développement des muscles petit oblique et transverse influe beaucoup sur les dimensions du triangle de Hesselbach. Celui-ci est parfois nul, tellement l'arche musculo-tendineuse formée par le bord inférieur de ces muscles et le tendon conjoint est rapproché de l'arcade de Fallope, parfois de dimensions restreintes et bien masquée par le cordon, parfois enfin de dimensions exagérées, quand le défaut de développement des fibres inférieures élève le sommet du triangle jusqu'à 5 centimètres et plus, au-dessus de l'arcade, et quand la faiblesse du tendon conjoint reporte la limite interne jusqu'au bord latéral du droit.

La paroi postérieure du trajet inguinal est donc pratiquement limitée en dedans par le bord latéral du grand droit.

Ce dernier peut être large ou rétréci, faisant ainsi varier les dimensions du point faible. La planche 43 du traité de Ferguson schématise les diverses modalités.

La hernie directe typique se produit dans l'aire du triangle de Hesselbach qui correspond à la fossette inguinale moyenne, entre l'épigastrique et l'ombilicale.

Mais il existe d'autres hernies directes nées de même au niveau de la fossette moyenne, et qui font issue au dehors par une boutonnière anormale de la paroi. Les plus fréquentes de ces boutonnières sont :

Entre le bord externe du grand droit et le ligament de Henle (obs. VI) ;

Entre le bord du droit et le tendon conjoint (obs. III et IV) ;

Entre les fibres du tendon conjoint (1) ;

Entre les fibres des muscles P. O. et T. (obs. II).

Velpeau signale, dans une de ses observations de hernie oblique interne, que le sac faisait issue par une boutonnière des fibres qui vont de l'insertion du grand droit au ligament de Gimbernat.

I. — Anatomie de la hernie directe.

La connaissance du point faible permet de comprendre l'anatomie de la hernie directe qui fait issue à son niveau.

Si l'on porte le doigt, par la cavité abdominale, au niveau de la fossette inguinale moyenne, et qu'on le pousse d'arrière en avant, il se coiffe du péritoine, du fascia sous-péritonéal et du fascia transversalis, pour sortir directement par l'anneau inguinal superficiel situé en regard. A ce moment, suivant la remarque de His (3), il est bridé latéralement par deux groupes de formations fibreuses réalisant deux cercles, l'un profond, l'autre superficiel. Le cercle profond est bridé, en dehors, par le ligament de Hesselbach, en dedans, par le ligament de Henle et le tendon conjoint ; le cercle superficiel est bridé par les deux piliers inguinaux.

Ainsi, le doigt a réalisé la marche d'une hernie directe ayant effondré le point faible du canal inguinal.

Nous étudierons le sac, puis le contenu.

1. Dans un cas rapporté par Delfino, le tendon conjoint était divisé en deux faisceaux, l'externe s'insérait à l'épine du pubis, l'interne se jetait sur la gaine du droit.

2. Wilhelm His. *Die anatomische Nomenclatur ;* supplément Band. Archiv für anatomie und Entwickelung sgeschichte ; 1895, p. 122.

A. — Sac.

1° *Constitution*. — Lorsqu'un viscère se présente à la fossette moyenne du péritoine et que la paroi cède, il se coiffe des plans suivants :

a) *Le péritoine* forme l'enveloppe interne, sauf dans le cas de cystocèle extra-péritonéale.

b) *Le tissu cellulaire sous-péritonéal* tapisse la face externe de la séreuse et — fait digne de remarque — présente généralement une surcharge graisseuse capable de lui donner une épaisseur très notable, contrairement à ce qui s'observe d'ordinaire dans la hernie commune Le développement du tissu adipeux dans le sac de la hernie directe constitue un caractère important, il donne lieu à la formation du *lipome herniaire* dont l'existence est de règle à peu près constante.

c) *L'enveloppe externe est constituée par le fascia transversalis qui a cédé dans toute l'aire du triangle de Hesselbach.*

Ce fait a été établi par les dissections de A. Broca, en 1888.

En analysant les dissections de Cloquet, on y voit que cet auteur admet dans plusieurs cas que la hernie s'est produite par un orifice du fascia transversalis. Macready admet aussi la possibilité de hernie par éraillure du fascia.

Mais l'opinion de Broca basée sur des examens minutieux est certainement la plus fondée ; elle est adoptée par Forgue. A son appui, nous pouvons encore citer la dissection de Reverdin (1) : hernie directe étranglée dans un effort, chez un homme de 54 ans. On peut aussi voir au musée Dupuytren, sous le n° 232, une préparation de Cloquet (1816) : hernie directe double recouverte par le fascia transversalis et le crémaster.

Tous les opérateurs ont, d'ailleurs, pu remarquer, au cours des cures radicales, que dans les cas si fréquents de pointe de hernie directe, celle-ci fait bomber le fascia transversalis qui forme un plan continu au devant de la hernie.

Le sac ainsi formé peut demeurer interstitiel, mais s'il grossit, il se présente à l'anneau inguinal superficiel au-dessus de l'épine du pubis et finit par le franchir : d'où, trois degrés à la hernie directe.

Pointe de hernie. — Simple distension de la zone faible. Les opérateurs qui ont rencontré ce type très fréquent signalent généralement qu'ils ont eu affaire à une éventration plutôt qu'à une hernie véritable, et qu'ils se sont contentés de refaire la paroi sans ouvrir le sac.

Hernie interstitielle. — La tuméfaction se développe derrière l'aponévrose du grand oblique.

Hernie complète. — La tuméfaction sort par l'anneau externe et constitue une dilatation fusiforme qui descend plus ou moins vers la racine des bourses contre le ligament suspenseur de la verge.

La hernie directe est assez rarement volumineuse et reste d'ordinaire à l'état de bubonocèle. Elle peut néanmoins devenir franchement scrotale, comme il résulte des observations de Broca et comme nous l'avons vu une

1. *Bull. de la Soc. Anat.*, déc. 1869.

fois (obs. \ I). En général, n'étant pas guidée vers le testicule, comme les hernies communes intra-funiculaires,
elle se développe plutôt vers le tissu cellulaire superficiel de la région inguino-pubienne. Le développement
du sac est d'ailleurs entravé en bas par le faisceau interne du crémaster. Celui-ci, formé surtout de fibres
tendineuses puisqu'il continue le faisceau externe après
réflexion sur la tunique fibreuse du cordon, remonte,
franchit l'anneau inguinal superficiel, passe derrière
le pilier interne et vient confondre son insertion sur
l'épine du pubis avec celle du petit oblique.

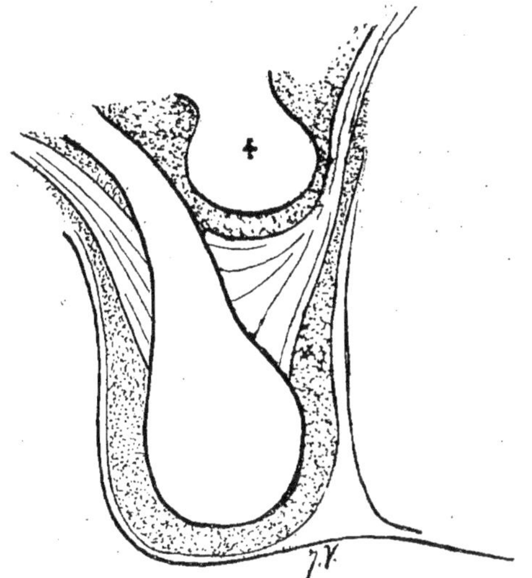

FIG. 2. — Hernie directe bridée en bas par le crémaster.

Les anses crémastériennes soutiennent la hernie (fig. 2)
après que le fascia transversalis a complètement cédé,
et telle est, selon nous, la véritable raison anatomique de ce caractère partout signalé : le défaut ordi-

naire de tendance de la hernie à descendre dans les bourses (1).

2° *Rapports du sac de la hernie directe.* — a) *Avec le cordon.* — La hernie directe complète, bridée, comme nous venons de le voir, par le crémaster est placée *à côté du cordon,* à son contact immédiat. Dans la règle, au niveau du canal inguinal, *le cordon est placé au côté externe de la hernie* (2). Il peut toutefois passer au devant de la hernie, puis descendre dans les bourses à son côté interne (Todd. *Dublin Hosp. Rep.,* 1817, i. 231). J'ai vu, une fois (obs. VIII), cette disposition qui a été décrite par L. Picqué.

1. Tous les auteurs n'ont pas admis l'existence du crémaster autour du sac de la hernie directe. Cependant Broca écrit : « *Toutes les hernies qui sortent de l'anneau externe sont recouvertes par le crémaster.* Il est bien certain que la hernie directe peut être para-inguinale et descendre en dehors du crémaster, tout comme la hernie externe. Mais je n'ai jamais rencontré cette disposition et toujours, sur mes dissections, j'ai vu le crémaster autour du sac. » (*Bull. Soc. Anat.,* 1888).

Dans plusieurs des observations que nous avons relevées, l'opérateur note expressément l'existence d'une gaine crémastérienne.

En outre, dans ces cas, le crémaster est plus ou moins hypertrophié. Scarpa avait remarqué le fait (*Traité des hernies ;* trad. Cayol, p. 48) et Rochard écrit que, dans les hernies de faiblesse, « la gracilité du petit oblique est compensée par un développement exagéré du crémaster externe ».

2. Divers auteurs avant Scarpa l'avait remarqué : ce dernier insiste sur le fait qu'on évite d'ordinaire l'épigastrique en débridant du côté opposé au cordon.

Broca a établi, comme étant la règle, la situation externe du cordon.

Selon Macready, les éléments du cordon pourraient même être séparés et dissociés (?).

b) *Au niveau du collet.* — La hernie directe est essentiellement caractérisée par la présence des vaisseaux épigastriques contre le bord externe. Ceux-ci peuvent être séparés du collet par des éléments fibreux (obs. VI et VIII) ; le fait est signalé dans les observations 41 et 92 de Cloquet où cet auteur signale, en même temps, que le fascia transversalis est repoussé par la hernie sans présenter d'orifice.

Le collet est large (1), puisqu'il s'agit d'une hernie par refoulement ; il est d'autant plus large que la hernie est plus ancienne.

Il est limité, en bas, par l'arcade crurale, en haut, par l'arche musculo-tendineuse, en dedans, par le tendon conjoint ou — après refoulement de ce dernier — par le ligament de Henle tassé contre le bord latéral du droit, en dehors, par les vaisseaux épigastriques, le ligament de Hesselbach et le cordon spermatique.

Dans les cas moins nombreux où l'on voit la hernie sortir par une boutonnière anormale de la paroi, l'artère épigastrique embrasse toujours le bord externe du collet.

c) *Résumé des données anatomiques, au point de vue opératoire.* — Après incision de la peau, du tissu cellulaire et de l'aponévrose du grand oblique, on rencontre le sac à la surface duquel sont étalées des anses cré-

1. Dans trois dissections relatées en détail, Broca note, pour le collet, les dimensions suivantes :

Obs. 1 : 2 doigts.
Obs. 2 : 2 doigts.
Obs. 3 : 3 doigts.

mastériennes plus ou moins visibles. Leur dissociation permet d'isoler un sac globuleux et chargé de graisse qui se sépare aisément du cordon spermatique avec lequel il n'affecte qu'un rapport de voisinage. Une traction exercée sur le cordon met en évidence les vaisseaux épigastriques qui le séparent du collet de la hernie : signe de précision permettant de distinguer la hernie directe des vieilles hernies obliques externes à trajet rectifié par le phénomène de la migration des anneaux (1).

Il arrive parfois que le développement considérable du lipome herniaire rend très difficile la découverte du sac qui est petit et central (obs. X, p. 77). Il est indispensable néanmoins de le rechercher par une dissection très prudente au cours de laquelle on aura, sans cesse, présente à l'esprit l'existence possible d'une cystocèle extra-péritonéale.

Dans cette variété qui est fréquente, l'instrument, après avoir incisé la graisse, rencontre une paroi plus ou moins épaisse que beaucoup d'opérateurs, et non des moins célèbres, ont incisée croyant ouvrir le sac péritonéal. On est souvent prévenu de l'approche de la vessie par une hémorragie due aux veines prévésicales.

Même si l'on trouve la vessie, il faudra encore rechercher, en dehors, l'existence d'un sac péritonéal, au sein du lipome, pour pouvoir supprimer toute amorce de hernie. On trouvera relatées plus loin deux observations où l'opérateur rencontra côte à côte une entérocèle et une cystocèle extra-péritonéale (obs. V, p. 68, et obs. I, p. 65).

Dans les cas types d'entérocèle ou d'épiplocèle, une

1. Cruveilhier et Gosselin.

fois la hernie bien dégagée du cordon, une coupe montre sa paroi formée de trois plans : fascia transversalis, tissu cellulaire sous-péritonéal ordinairement chargé de graisse, péritoine.

Après incision du sac, le doigt poussé dans l'intérieur reconnaît la largeur caractéristique du collet répondant à toute l'étendue du triangle de Hesselbach. Il perçoit au dedans, un cordon qui n'est autre que le vestige oblitéré de l'aponévrose ombilicale et, en dehors, un épaississement fibreux qui répond au ligament de Hesselbach. En bas, il bute directement sur le pubis. Dans certains cas, le collet peut être étroit, ce qui est parfois dû à une inflammation chronique provoquant l'apparition des stigmates de Cloquet (obs. X, p. 78).

B. — Contenu du sac.

La hernie directe peut contenir les mêmes viscères que la hernie commune. L'entérocèle est plus fréquente à droite, l'épiplocèle à gauche. *Il faut toujours s'attendre à rencontrer la vessie* primitivement herniée ou entraînée secondairement par les tractions exercées sur le sac. Ceci résulte, non seulement de la situation interne de l'orifice herniaire mais en outre de la distension vésicale par hypertrophie prostatique si fréquente à l'âge où la hernie directe se montre de préférence.

On sait que la vessie dilatée recouvre les fossettes inguinales interne et moyenne (Monod et Delagenière) ; de plus, sa paroi peut être amincie et flasque (Verdier, 1753), mais ce dernier fait est loin d'être la règle (obs. V, p. 68).

II. — Anatomie de la hernie oblique interne.

Cette hernie fait issue par la fossette inguinale interne ou vésico-pubienne limitée en dehors par l'aponévrose ombilicale et en dedans par l'ouraque.

Quand la paroi est normale, il existe à ce niveau une série de plans fibreux et musculaires qui empêchent absolument la production d'une hernie. On trouve, en effet, le péritoine renforcé par l'aponévrose ombilico-prévésicale, le tissu sous-péritonéal, le fascia tranversalis, le tendon du grand droit et le tendon conjoint, l'aponévrose du grand oblique avec le pilier interne et le pilier de Colles.

Il faut donc une anomalie congénitale ou une faiblesse acquise de paroi pour permettre la production d'une hernie.

1° Le péritoine peut présenter, au niveau de la fossette vésico-pubienne, des infundibula probablement congénitaux qui ont été vus par différents auteurs.

2° L'aponévrose ombilico-prévésicale peut présenter certaines dispositions particulières : défauts d'accolement, aponévroses ombilicales flottantes et reliées à la paroi par un méso (1).

1. Blaise écrit : « Plusieurs fois, j'ai rencontré une dépression profonde formée par la rencontre de la paroi abdominale doublée de son péritoine pariétal avec un plan péritonéal constitué par deux feuillets contenant l'aponévrose ombilicale à laquelle ils formaient un véritable méso. Ce plan avait la forme d'une valve triangulaire et verticale à base inférieure s'effilant en pointe en haut, dont le bord libre contenait l'artère ombilicale et le bord adhérent répondait à la paroi abdominale, tout près du bord externe du muscle grand droit. »

3° Le fascia transversalis est fréquemment mince et affaibli.

4° Le tendon inférieur du droit manque souvent de largeur. Ce caractère est très apparent dans plusieurs observations, et il en résulte que l'aponévrose ombilicale peut dépasser en dehors le bord du droit (fig. 9, p. 73). Dès lors, une partie de la fossette interne cesse d'être renforcée par le grand droit.

Le tendon de ce muscle peut aussi présenter une bifidité probablement congénitale et former une boutonnière ou s'engage la hernie (cas de Cloquet).

5° Le ligament de Henle, qui n'est qu'une expansion latérale du droit, participe de sa faiblesse : plusieurs observateurs signalent sa disparition.

6° Le tendon conjoint, qui normalement envoie ces fibres internes renforcer la gaine antérieure du droit jusqu'au delà de la ligne médiane, peut être mince et rétréci. Signalons encore la possibilité d'un hiatus entre lui et le bord du droit.

7° Enfin, l'aponévrose du grand oblique est fréquemment relâchée et Mantelli signale particulièrement dans les cas de hernies obliques internes, la faiblesse extrême du pilier de Colles. Tuffier a signalé l'existence d'orifices anormaux dans l'épaisseur du pilier interne ainsi dédoublé (1).

Une fois constituée, la hernie oblique interne se dirige en avant et en dehors : ordinairement elle déprime le fascia transversalis immédiatement en dehors du muscle droit.

Elle se développe. en général, sous l'aponévrose du

1. *Bull. Soc. Anat.*, 1888.

grand oblique, dans l'espace compris entre la ligne blanche et le pilier interne. Le plus souvent interstitielle, elle peut néanmoins franchir l'anneau externe (1)

A. — Constitution du sac.

Quand il s'agit d'entérocèle ou épiplocèle, il comprend : le péritoine, l'aponévrose ombilico-prévésicale, le tissu sous-péritonéal chargé de graisse et pouvant constituer un lipome pré-herniaire, le fascia transversalis.

Quand il s'agit d'une cystocèle, elle est presque toujours extra-péritonéale et, dans ce cas, la vessie doublée de son aponévrose ombilico-prévésicale n'est recouverte que par le fascia transversalis et le tissu cellulaire prévésical chargé de graisse.

B. — Rapports du sac.

Il se développe sous l'aponévrose du grand oblique, entre la ligne blanche et l'épine du pubis. Dans les cas d'oblique interne régulière, la hernie se fait jour immédiatement en dehors du grand droit et son collet est limité :

En dedans, par le droit ;

En dehors par le fascia transversalis épaissi, et plus loin, par l'artère épigastrique, à deux centimètres environ (2) ;

1. Dans le cas de Bonomo, elle descendait dans le scrotum (vessie presque entière). Dans le cas de Draudt, elle descendait dans la grande lèvre.

2. A la longue, cependant, l'oblique interne peut se rectifier et venir au contact immédiat de l'artère.

En haut, par le bord inférieur des muscles P. O. et T. qui ne viennent pas toujours en contact avec le collet dont ils peuvent rester séparés par un épaississement fibreux ;

En bas, par le ligament de Gimbernat et le pubis.

Nous avons dit déjà que la hernie oblique interne pouvait se faire jour à travers une boutonnière dans les insertions du grand droit. Elle se développe alors dans sa gaine et vient faire saillie sous le plan fibreux qui recouvre ce muscle.

Elle peut aussi passer entre le droit et le ligament de Henle, entre le droit et le tendon conjoint.

Le sac incisé et son contenu réduit, le doigt pénètre par le collet jusque dans la cavité abdominale et se trouve bridé en dehors par l'artère ombilicale. Mantelli signale dans ses observations personnelles qu'avec le doigt il a pu sentir, en dehors, le cordon de l'ombilicale, en dedans, le cordon de l'ouraque. Mais aucune de ses observations ne présente de garantie anatomique suffisante et il est possible qu'il se soit agi de hernies directes, entre le ligament de Hesselbach et l'ombilicale.

Nous avons fait des recherches pour savoir s'il était possible, avec le doigt introduit dans le collet d'une hernie, de sentir l'ouraque. Jamais nous n'avons pu obtenir la sensation d'un cordon fibreux sur la ligne médiane. Ceci s'explique, puisque au niveau du pubis, l'ouraque n'existe pas encore à l'état de cordon. Par contre, il était toujours possible de percevoir l'ombilicale du côté opposé, ce qui explique certaines erreurs d'interprétation.

B. — LE CONTENU.

C'est ordinairement la vessie dépourvue de sac péritonéal mais recouverte par un tissu graisseux abondant. Cette notion doit être constamment présente à l'esprit du chirurgien.

La cystocèle peut être bilatérale (cas d'Alessandri).

On trouve aussi dans la hernie oblique interne l'intestin grêle, le gros intestin, l'épiploon.

Voici un tableau des organes trouvés dans les principales observations.

Cystocèle extra-péritonéale.	Monari.
	Bonomo.
	Alessandri.
	Ruggi.
	Luxardo.
	Muscatello.
	Mantelli (?).
Cystocèle avec épiplocèle .	Draudt.
Intestin grêle	Verneuil et Lemaistre.
	Escher.
Côlon sigmoïde.	Robinson.
Epiploon.	Caponago.
	D'Este.

III. — Hernies directes et obliques internes associées entre elles ou à d'autres hernies.

La hernie directe est assez souvent isolée, au contraire, la hernie oblique interne coexiste d'ordinaire avec d'autres hernies.

Dans l'observation de Cooper, il y avait 6 hernies diverses.

Dans une observation de d'Este, la hernie oblique interne était associée à une crurale opposée, dans une autre, elle était associée à une oblique interne.

Dans l'observation de Demeaux, il y avait, du même côté les trois hernies inguinales, oblique externe, directe et oblique interne.

Mais, au double point de vue anatomique et pathogénique, l'une des observations les plus intéressantes est celle de Santucci. Il existait, du même côté, une hernie directe et une hernie oblique interne séparées par le cordon de l'artère ombilicale. Celle-ci sectionnée, le sac devint unique répondant à un vaste effondrement de toute la paroi postérieure du canal inguinal, depuis l'épigastrique jusqu'au bord latéral du grand droit qui était rétréci.

Ce cas appartient par tous ses caractères à la hernie directe issue dans l'aire du triangle de Hesselbach mais, dans le cas particulier, ce triangle par suite de l'étroitesse du droit comprenait, non seulement la fossette moyenne, mais en outre une partie de la fossette inguinale interne ou vésico-pubienne.

ETIOLOGIE

Toutes les hernies en dedans de l'artère épigastri
que sont des hernies acquises liées à un affaiblissement
de la paroi.

Étudier l'étiologie des hernies directe et interne revient à étudier l'étiologie des hernies de faiblesse en général. C'est ce que nous ferons d'abord, puis nous étudierons l'étiologie spéciale de chacune des deux variétés.

I — Étiologie générale des hernies de faiblesse

Deux ordres de faits mènent à leur apparition : des
modifications viscérales et surtout des altérations pariétales.

Du côté des viscères, c'est l'augmentation de leur volume et de leur poids total entraînant une dispropor-
tion entre le contenu et le contenant, c'est l'élongation
du mésentère ou l'abaissement de sa racine sous l'influence d'un processus d'entéroptose.

Du côté de la paroi, c'est une insuffisance congénitale du développement musculaire ou un affaiblissement
acquis accompagnant le plus souvent la chute viscérale
et réalisant alors l' « aplasie généralisée » dont parle

Tuffier. Cet affaiblissement se voit surtout chez les individus âgés mais il peut exister même chez les jeunes enfants, surtout rachitiques, et il n'est pas absolument exact de dire, avec Forgue, que la hernie directe est « inconnue de la chirurgie infantile ». Signalons, chez la femme, l'influence des grossesses.

L'élément qui fait surtout défaut dans les parois affaiblies est l'élément musculaire.

1° Quand le grand oblique se relâche, son aponévrose d'insertion formant la paroi antérieure du canal inguinal se détend, elle laisse s'écarter les piliers inguinaux et ne soutient plus le point faible de la paroi postérieure.

2° L'insuffisance du petit oblique et du transverse se marque par les dimensions exagérées de l'arche musculo-tendineuse qui encadre un point faible, dès lors, large à l'excès. Signalons la grande fréquence d'une anomalie de cette arche qui se jette *horizontalement* sur la gaine du grand droit.

3° Le relâchement du transverse conduit directement à l'affaiblissement de la paroi postérieure. Ce muscle cesse de soutenir le fascia transversalis et le ligament de Hesselbach. Avec Gilis, en effet, on doit considérer ce ligament comme une expansion aponévrotique du transverse opposé après entre-croisement sur la ligne médiane.

4° L'affaiblissement du muscle grand droit élargit en dedans les dimensions du point faible et permet, en outre, le relâchement du ligament de Henle, simple expansion latérale du tendon de ce muscle. Le défaut de largeur des insertions du droit est noté dans la plupart des observations de hernie oblique interne.

5° Enfin, signalons comme cause générale d'affaiblissement de la paroi, le développement exagéré de la graisse sous-péritonéale que l'on retrouve d'ordinaire, si abondante autour du sac des hernies directes. Elle forme les lipomes préherniaires qui sont la règle dans les hernies juxta-funiculaires, et à l'intérieur desquels se trouve presque toujours un diverticule péritonéal.

Il est aisé de comprendre pourquoi les hernies de faiblesse et la hernie directe en particulier, sont le plus souvent bilatérales. Les causes viscérales, en effet, agissent des deux côtés et d'autre part, la résistance des deux canaux inguinaux est rendue solidaire par l'entrecroisement de tous les plans fibreux superficiels ou profonds sur la ligne médiane. Quand la hernie est unilatérale ou plus marquée d'un côté, *c'est le côté gauche qui est surtout atteint* (1). Rochard en trouve une explication dans ce fait que le côté gauche sert de point d'appui au corps, chez les droitiers, au moment de l'effort.

II. — Étiologie spéciale de la hernie directe.

L'étude anatomique que nous avons faite de la paroi postérieure du canal inguinal explique les conditions dans lesquelles apparaît la hernie directe : c'est le type de la hernie acquise, véritable éventration au niveau d'une zone affaiblie.

On conçoit qu'elle se montre, de préférence, après la quarantaine et chez les sujets obèses. Bilatérale le plus souvent, elle est d'ordinaire plus marquée à gauche.

1. Tel était, d'ailleurs, l'avis de Berger (IX⁰ Congrès de chir.), Macready émet une opinion opposée.

Elle se développe sous l'influence d'efforts répétés parmi lesquels il convient, peut-être, de placer au premier rang la toux habituelle (obs. VIII, p. 70, et obs. X, p. 77). Les vieux bronchitiques offrent un ensemble de conditions si favorables à la production de la hernie directe bilatérale qu'elle mériterait l'appellation de *hernie des tousseurs*.

Chez l'enfant, la hernie directe est extrêmement rare, en comparaison de la hernie congénitale oblique externe. Rochard en a vu un cas chez un enfant dont la musculature semblait normale. M. Broca nous a dit l'avoir vue une seule fois.

Hernie directe consécutive à une opération antérieure de hernie.

On peut voir apparaître la hernie directe comme récidive à la suite d'une opération pratiquée antérieurement. Ce fait peut relever de différentes causes :

a) Tantôt, on peut supposer qu'il existait déjà, lors de la première opération, une pointe de hernie directe qui n'a fait que se développer.

b) Tantôt, la hernie directe est apparue secondairement par son mécanisme propre.

c) Quelquefois il faut admettre que le procédé de cure radicale employé dans la première opération a eu pour effet d'affaiblir le segment interne de la paroi postérieure. Ce reproche doit être fait en particulier, aux procédés qui consistent à suturer tous les plans fibro-musculaires *au devant* du cordon spermatique. En effet, leur résultat est toujours de supprimer le trajet inguinal normal qui est oblique, *pour le remplacer par un trajet direct* antéro-postérieur au niveau du point faible.

Tel était l'avis de Berger qui avait toujours repoussé la reconstitution antéfuniculaire de la paroi .

III. — Étiologie spéciale
de la hernie oblique interne.

Cette hernie est beaucoup plus rare que la précédente.

Récemment, Mantelli en réunissait 44 cas depuis la première observation de Cooper, en 1804. Mais, en étudiant avec soin les observations analysées par l'auteur italien, nous avons acquis la conviction que plusieurs d'entre elles manquent de preuve anatomique et parmi les 4 observations personnelles qu'il publie, nous doutons qu'une seule se rapporte à la hernie oblique interne (1).

1. Le diagnostic de ces 4 observations se base sur les caractè- suivants :

A l'examen clinique : absence de perception des battements de l'artère épigastrique. Mais c'est là un signe négatif, sans valeur.

A l'examen opératoire : *a*) Les limites du collet : ce sont exactement celles que l'on trouve dans la hernie directe.

b) La recherche, avec le doigt, de l'ombilicale et de l'ouraque n'a pas été faite dans le cas 2. L'ombilicale aurait été reconnue dans les cas 1 et 4, mais cette simple constatation d'un cordon fibreux à la partie externe n'est pas suffisante pour affirmer la présence de l'ombilicale. Nous avons retrouvé, dans la hernie directe, cette sensation due au ligament de Hesselbach. Enfin, dans le cas 3, le doigt aurait reconnu l'ouraque en dedans. A notre avis, le cordon fibreux dont il s'agit était certainement l'ombilicale, puisque le doigt ne peut percevoir l'ouraque qui n'existe pas, à ce niveau, sous forme de cordon.

Il n'en demeure pas moins établi que la hernie inguinale interne, se faisant entre l'ombilicale et l'ouraque, a été réellement observée, et que son existence se fonde sur des dissections et des autopsies. (Astley Cooper, 1804 ; Cloquet, 1819 : la pièce est au musée Dupuytren, sous le n° 242 ; Goyrand, 1832 ; Velpeau, 1841 ; Morton, 1841 ; Verneuil et Lemaistre, 1873 ; Berger, 1895.)

La hernie oblique interne est encore une hernie de faiblesse. Tantôt on doit lui reconnaître exactement les mêmes causes pariétales qu'à la hernie directe, en insistant sur l'étroitesse des insertions inférieures du droit, sur la faiblesse ou l'absence du ligament de Henle, sur le relâchement du pilier de Colles, sur la direction horizontale de l'arche musculo-tendineuse.

D'autrefois, la partie interne du canal trouve une raison particulière et congénitale de faiblesse dans des anomalies dont la plus importante paraît être la bifidité du tendon inférieur du droit. Nous avons dit qu'il fallait, peut-être, mettre en cause les anomalies de l'aponévrose ombilico-prévésicale.

La plupart des observations de hernie obliques internes ont trait à des hommes. Généralement, il s'agit de malades ayant dépassé 50 ans. Néanmoins, Draudt rapporte le cas d'une femme de 28 ans avec volumineuse hernie oblique interne issue par une fissure du droit et contenant de l'épiploon adhérent. Dans le cas de Caponago, il s'agit d'un homme de 32 ans ; dans celui de Dall'Acqua, d'un homme de 30 ans.

La majeure partie des hernies obliques internes ne sont pas isolées, mais associées à d'autres hernies, directes, obliques externes, crurales, etc. ; dans le cas de Delfino, elle était associée à une laparocèle bilatérale.

La hernie oblique interne est moins souvent bilatérale que la hernie directe ; elle siège aussi moins souvent à gauche. Ces deux derniers caractères s'expliquent
aisément par le nombre des cas où la hernie est due,
non pas à un affaiblissement général de la paroi, mais
à une anomalie locale.

IV. — Hernies juxta-funiculaires et accidents du travail.

Les points suivants semblent hors de conteste :

1° Les hernies juxta-funiculaires, directes ou obliques
internes, sont des hernies de faiblesse (faiblesse acquise ou anomalie de la paroi).

2° Les hernies juxta-funiculaires n'ayant pas de sac
préformé se constituent par distension du péritoine et
du fascia transversalis. Dans la plupart des cas, ce sac
s'établit donc lentement sous l'influence d'efforts modérés mais répétés.

Ces efforts peuvent résulter du travail, et la hernie
constitue, dès lors, une *maladie professionnelle*.

Est-il possible, en certains cas, de considérer une hernie directe ou oblique interne comme résultant d'un
accident du travail, et quels caractères peuvent guider
le médecin dans cette appréciation ?

M. le professeur Reclus définit justement l'accident du
travail : « Un événement imprévu et soudain survenu du
fait ou à l'occasion du travail, et qui provoque dans
l'organisme une lésion ou un trouble fonctionnel per-
manent ou passager (1). »

---

1. P. Reclus. « *L'Accident* » *dans la loi sur les accidents du
travail*. Presse Méd., 5 avril 1911.

Pour que la hernie directe ou oblique interne puisse rentrer dans le cadre de la loi de 1898, il faut que, sous l'influence d'un effort « exceptionnel » elle se constitue d'emblée.

Or, si nous croyons qu'en règle générale les hernies juxta-funiculaires s'établissent lentement, nous considérons néanmoins qu'elles peuvent apparaître d'un seul coup.

Cette possibilité n'est même pas discutable lorsqu'il s'agit d'une cystocèle extra-péritonéale. Il suffit qu'au moment d'un effort violent la face antérieure de la vessie se trouve en contact avec un point faible — triangle de Hesselbach ou boutonnière anormale — pour que la résistance de la paroi se trouve vaincue sur le champ. Il nous semble qu'une hernie contenue dens un sac péritonéal peut également se produire d'emblée au niveau d'un point faible. Nous publions une observation due à l'obligeance de M. le Dr Mauclaire, dans laquelle l'ouvrier put bénéficier à juste titre de la loi de 1898 (obs. XI).

.·.

Mais le rôle de l'expert peut être des plus délicats. En effet, nous avons vu que la hernie directe était souvent méconnue par le porteur et qu'elle pouvait ne se révéler à lui qu'à l'occasion d'un effort. L'ouvrier peut être de bonne foi en prétendant que sa hernie est apparue subitement.

Quels caractères permettent de penser que la hernie préexistait à l'accident ?

a) Tout d'abord, la découverte par le médecin d'une hernie bilatérale lorsque le blessé ne se plaint que d'un seul côté, surtout si la hernie qu'il fait constater présente l'orifice le plus large témoignant d'un début plus ancien.

b) L'existence d'un orifice large, surtout si le doigt qui s'engage dans le trajet rencontre, non pas une boutonnière musculo-fibreuse épaisse et contractile, mais un trajet court dont les bords minces et dépressibles laissent sentir immédiatement le bord du grand droit, en dedans, le bord inférieur des muscles petit oblique et transverse, en haut, la surface osseuse du pubis en bas.

c) En cas d'opération, la présence d'un sac épais présentant des stigmates au niveau du collet et entouré d'un lipome.

Assurément, la hernie directe ou oblique interne ne se produira, d'emblée, que sur une paroi affaiblie, mais il n'en demeure pas moins qu'elle est capable d'apparaître brusquement dans un effort exceptionnel, à l'occasion du travail.

Il peut s'agir alors, selon l'enseignement de M. le professeur Reclus, d'une *« hernie de force sur un ventre de faiblesse »*, d'une *« hernie traumatique au niveau d'une paroi faible »*. Et comme le blessé avait conservé sa paroi faible jusqu'alors sans qu'il n'y apparaisse de hernie, il est juste que celle-ci soit rapportée à un accident du travail, s'il est établi par les rapports que le blessé accomplissait dans cet instant, non pas un effort habituel de sa profession, mais un effort exceptionnel, imprévu et soudain, réalisant « l'accident ».

Avant de conclure, il faudra considérer les phénomènes qui ont immédiatement suivi l'accident. L'effort brusque peut accroître simplement une hernie antérieure révêlée à cette occasion, mais, seule, la formation subite d'une hernie complète s'accompagne de douleur violente et de phénomènes syncopaux nécessitant l'arrêt immédiat de tout travail et l'alitement du blessé.

Lorsqu'il s'agira, enfin, d'évaluer le degré d'incapacité qui résulte de cet accident, l'expert devra tenir compte des faits suivants :

1° Les hernies directe et oblique interne sont plus difficilement maintenues par un bandage que la hernie oblique externe, commune ;

2° En cas de cure radicale celle-ci est plus difficile, et les chances de récidive sont plus nombreuses.

CARACTÈRES CLINIQUES
DES HERNIES JUXTA-FUNICULAIRES

Il est presque toujours possible de porter, avant l'intervention, le diagnostic de hernie juxta-funiculaire directe ou oblique interne. Toutefois ce diagnostic, facile pour les hernies obliques internes dont les caractères cliniques sont absolument tranchés, peut être très délicat lorsqu'il s'agit de hernies directes volumineuses.

Les anciens chirurgiens s'étaient préoccupés du problème, à cause des dangers du débridement de la hernie étranglée. En effet, la kélotomie pratiquée en haut et en dehors, suivant les préceptes classiques, devait amener la section des vaisseaux épigastriques dans le cas de hernie directe ; et la mort résultait presque toujours de ce « terrible accident (1) ».

Les caractères sur lesquels se base le diagnostic sont de valeur inégale et, si certains d'entre eux sont seulement de nature à mettre l'attention en éveil, d'autres ont une précision plus grande, et il existe même un signe de certitude.

1. Scarpa.

A. — Signes de présomption.

Ce sont *les caractères de la hernie de faiblesse*. Beaucoup d'entre eux ont été indiqués par Berger.

1° *Age*. — Il s'agit, dans la règle, d'un homme ayant dépassé la quarantaine et dont la hernie ne date cependant que de quelques années. Toutefois, on a signalé des cas de hernie directe chez l'enfant.

2° *Affaiblissement de la musculature de l'abdomen*. — L'individu, souvent obèse, présente un ventre en *besace*, en *tablier*, ou encore, l'aspect bien connu du *ventre à triple saillie* (1) décrit par Malgaigne.

3° *Bilatéralité*. — Elle est la règle dans les hernies de faiblesse et spécialement dans les hernies directes. Parfois le malade n'accuse qu'une seule hernie, mais le médecin découvre une hernie moins développée du côté opposé. La prédominance est pour le côté gauche.

4° *Coexistence d'autres hernies*. — On peut trouver, en même temps, chez ces sujets, des hernies crurales, épigastriques, ombilicales, ventrales.

5° *Volume*. — Les hernies juxta-funiculaires sont ordinairement petites, restant à l'état de bubonocèle. Il est plus rare qu'elles deviennent scrotales.

6° *Douleur*. — Les hernies juxta-funiculaires semblent être assez souvent des hernies douloureuses. Ceci tient

---

1. « Le ventre à triple saillie est caractérisé par une saillie moyenne répondant à la ligne blanche et aux muscles droits de l'abdomen, et par deux saillies latérales répondant aux muscles larges. » C'est ainsi que Berger le décrit, mais il préfère l'expression « ventre à double saillie », la saillie des muscles droits étant normale selon lui.

à diverses raisons, en dehors du fait que, seuls, les malades qui souffrent viennent ordinairement consulter.

a) La fréquence de la cystocèle. L'orifice herniaire est irrité par les mouvements continuels de la vessie dus à sa réplétion et à son évacuation. Il peut y avoir cystite concomitante.

b) La fréquence des accidents d'étranglement partiel et passager.

7° *État du canal inguinal.* — Comme l'a montré Berger, pour les hernies de faiblesse en général, le doigt peut reconnaître :

a) L'élargissement de l'anneau externe.

b) La minceur et l'écartement des piliers.

c) Le faible développement des fibres arciformes.

d) La dépressibilité de la paroi antérieure du canal inguinal.

e) La dilatation du canal dont les dimensions sont hors de proportion avec le volume de la hernie.

B. — Signes de probabilité.

Ce sont ceux qui résultent de la situation de la hernie à la partie interne de la région inguinale.

1° La hernie directe ne forme pas une dilatation cylindrique de tout le trajet inguinal ; elle repousse simplement sa partie interne et, lorsqu'elle est bilatérale, ce qui est presque la règle, elle présente un aspect caractéristique : la *double saillie sus-pubienne juxta-médiane* (fig. 3, p. 53). En effet, la hernie directe demeure le plus souvent haut située, même lorsqu'elle acquiert un volume considérable (fig. 8, p. 71). Les commémoratifs précisent que cette hernie a débuté tout à fait à la partie interne et n'a pas progressé, peu à peu, de dehors en dedans.

2° Le doigt reconnaît l'existence d'un *trajet court et*

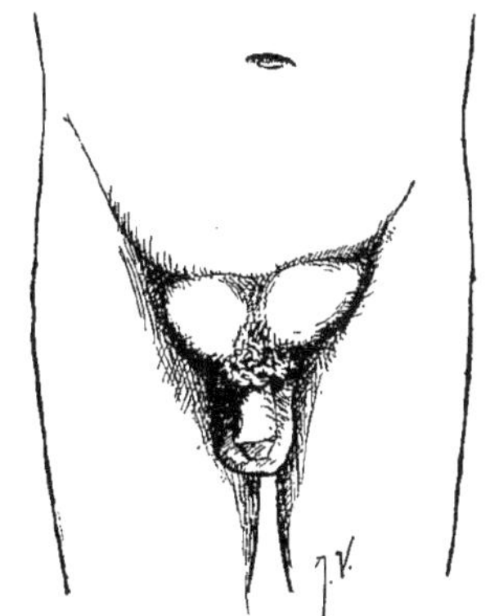

Fig. 3. — Double saillie sous-pubienne.

direct constitué par un anneau largement ouvert ; il pénètre immédiatement dans le ventre, sans parcourir le canal inguinal.

Cette manœuvre permet une *réduction très facile* qui se fait *sans gargouillement*, mais la hernie se reproduit sans aucun effort du malade, dès qu'on retire le doigt. On peut sentir très nettement le pubis, en bas, le grand droit, en dedans, le bord inférieur des muscles petit oblique et transverse, en haut.

C. — Signe de certitude : constatation du siège des battements de l'artère épigastrique en dehors du collet.

C'est le seul signe qui puisse entraîner une certitude absolue.

Pour le rechercher, il faut, selon les indications de Felizet, après avoir invaginé tout le sac dans l'abdomen, ramener l'index d'arrière en avant pour comprimer l'artère contre le bord de l'orifice profond. La perception des battements entre l'index et le pouce est parfois difficile, elle peut être impossible si le sac est entouré d'un lipome épais. Toutefois, un observateur attentif doit les reconnaître dans la plupart des cas sur une paroi bien relâchée.

En résumé, lorsque la hernie est peu volumineuse, le diagnostic de sa variété peut être porté (1). Lorsqu'elle devient scrotale, et en l'absence des battements de l'artère épigastrique, le diagnostic différentiel peut être très difficile entre la hernie directe et la hernie oblique externe à trajet rectifié.

Diagnostic différentiel de la hernie directe et de la hernie oblique externe à trajet rectifié.

Lorsqu'une hernie oblique externe, commune, a rectifié son trajet par le phénomène de la migration des anneaux, le problème devient délicat. Toutefois, en dehors même de la constatation du siège de l'épigastrique, certains caractères contribuent à orienter le diagnostic.

1° La hernie oblique à trajet rectifié est ancienne et remonte à la jeunesse, tandis que la hernie directe est apparue tard.

1. « On peut dire, en général, que lorsqu'on aura sous les yeux une hernie inguinale peu développée, les signes indiqués par Hesselbach suffiront pour reconnaître si elle est interne ou externe... » (Scarpa).

2° Quand la hernie directe, descend dans les bourses ce qui est rare, son collet est extrèmement large.

3° Selon Berger, dans l'oblique rectifiée, le doigt explorateur perçoit un anneau composé de plans durs et résistants ; au contraire, dans la hernie directe, le doigt n'éprouve au niveau de l'anneau que la sensation de plans affaiblis et dépressibles.

Diagnostic de la hernie oblique interne.

Ce diagnostic est ordinairement facile, sauf dans les cas d'étranglement.

Il s'agit d'une hernie peu volumineuse, d'un bubonocèle. Elle est située à la partie la plus interne de la région inguinale : ordinairement elle ne fait pas issue par l'anneau superficiel, mais soulève le pilier interne. Le doigt introduit dans l'anneau superficiel reconnaît une tuméfaction développée entre celui-ci et la symphyse.

Signalons accessoirement les accidents d'étranglement à répétition, la fréquence des troubles vésicaux, même s'il ne s'agit pas de cystocèle (Mantelli). La cystoscopie serait d'un certain secours (cas de Draudt).

Le siège très particulier de la hernie oblique interne ne peut pas la faire confondre avec la hernie oblique externe, mais il faut savoir la distinguer de la hernie directe et de la hernie crurale.

1° Diagnostic avec la hernie directe. Le trajet de l'oblique interne est nettement oblique en arrière et en dedans, sauf dans les cas où cette hernie devenue ancienne a rectifié son trajet par un mécanisme analogue à celui qui a été décrit pour l'oblique externe. En ce

cas, le diagnostic devient difficile. On tiendra compte
du siège très interne de la tumeur, de l'absence ordinaire des battements de l'épigastrique, de l'étroitesse
relative du collet.

2° Diagnostic avec la hernie crurale. Il peut être particulièrement difficile, et avait même été impossible
dans le cas de Predieri rapporté par d'Este. Il est vrai
qu'il y avait coexistence des deux variétés.

On le fera par les procédés habituels de diagnostic
entre les hernies inguinale et crurale.

COMPLICATIONS
DES HERNIES JUXTA-FUNICULAIRES DIRECTE ET OBLIQUE INTERNE

Elles peuvent présenter les mêmes complications que les hernies communes.

Étranglement herniaire. — Il n'est pas rare.

I. — Duret dit même, à l'occasion des *hernies directes:* « Sous l'influence du moindre effort, elles s'étranglent d'emblée. » Signalons l'observation de Trélat et Duguet (1). Le malade dont il s'agit était atteint depuis quelque temps de hernie bilatérale, lorsque celle du côté droit s'étrangla dans un effort. A l'opération, on remarqua l'abondance de la graisse autour du sac. L'autopsie permit de disséquer deux hernies directes.

Signalons le cas de Reverdin (2), avec autopsie également. Ce cas très intéressant montre qu'une hernie directe, même très petite peut s'étrangler. Il s'agissait d'un homme entré dans le service de Guyon pour phénomènes d'occlusion intestinale. Il avait depuis trois ans une petite hernie interstitielle. Au moment des acci-

1. Trélat et Duguet. *Bull. Soc. Anat.,* 1863.
2. Reverdin. *Bull. Soc. Anat.,* 1869.

dents, celle-ci n'était pas perceptible à la palpation, et l'aine était simplement douloureuse.

Le cas de l'observation V (p. 68) se rapporte à l'étranglement d'une cystocèle extra-péritonéale.

Dans une observation personnelle (p. 70) il s'agissait d'une hernie directe volumineuse, avec étranglement du còlon ilio-pelvien.

II. — Parmi *les hernies obliques internes* étranglées, signalons les cas suivants contrôlés par l'autopsie : Cloquet, 1817 ; Goyrand, 1832 ; Velpeau, 1841 ; Verneuil et Lemaistre, 1873.

Il est fréquent d'observer, dans les hernies juxta-funiculaires, des étranglements partiels et passagers. Ce caractère est surtout facile à expliquer dans les cas de hernie se faisant par une boutonnière musculaire anormale (cas de Cloquet). D'autres fois, il est lié à un rétrécissement inflammatoire du collet avec formation de stigmates.

Qu'il s'agisse de hernie directe ou oblique interne, le diagnostic est parfois très difficile, en cas d'étranglement, à cause des petites dimensions et de la situation très interne de la hernie.

Dans l'observation de Verneuil et Lemaistre (hernie oblique interne) la hernie avait été prise pour un adéno-phlegmon.

Dans celle de Reverdin (hernie directe), la hernie demeurée interstitielle n'était pas perceptible à la palpation.

Dans notre observation, un médecin avait envoyé le malade avec le diagnostic d'adénite aiguë.

TRAITEMENT

Un certain nombre de malades atteints de hernie directe ou oblique interne ne sont pas justiciables de l'opération, sauf le cas d'étranglement. D'ailleurs, leur âge, le mauvais état de leur paroi, leurs tares pulmonaires et cardiaques les mettent dans des conditions défectueuses, au point de vue de la cure radicale.

On se contentera souvent de leur faire porter un bandage.

I. — Contention par bandage.

Il faut bien dire que le bandage a peu d'efficacité dans les hernies à trajet direct. Tandis qu'il contient assez bien les hernies obliques, en appliquant l'une à l'autre les parois antérieure et postérieure du canal, dans la hernie directe, la pelote ne peut servir que d'obturateur.

En outre, la situation du cordon spermatique sur le côté externe et parfois antérieur (L. Picqué) de la hernie fait que la pelote ne peut contenir celle-ci sans comprimer celui-là, d'où les douleurs observées en pareil cas. Scarpa avait insisté sur ce fait et trouvé le moyen de surmonter cette difficulté, dans une certaine mesure : « En creusant le bord inférieur de la pelote en forme de queue d'aronde ou de fer à cheval, le cordon spermatique engagé dans l'échancrure se trouvera à l'abri de la compression. »

II. — Cure radicale.

Le temps vraiment essentiel de la cure des hernies juxta-funiculaires consiste dans la réfection de la paroi.

A. — Hernie directe.

Après résection du sac, il s'agit de rassembler des éléments fibreux et musculaires solides au devant du point faible. Tandis que pour les hernies congénitales, toute l'attention de l'opérateur doit se porter vers l'anneau profond et la partie externe de la paroi postérieure, dans la hernie directe, il faut, avant tout, rétablir et consolider le segment interne de la paroi postérieure du canal inguinal.

Or tout procédé de cure radicale, à moins qu'il ne détourne considérablement le cordon spermatique de son trajet, laisse persister un point faible : l'orifice de sortie du cordon. Le Bassini, lui-même, qui rétablit une paroi postérieure, laisse persister l'anneau superficiel, en regard du point faible.

Mais où le but théorique proposé, le renforcement du point faible, est toujours manqué, c'est dans les procédés de reconstitution antéfuniculaire de la paroi (1).

1. Les procédés de reconstitution antéfuniculaire sont presque aussi anciens que le Bassini (Mugnaï. *Riforma Medica*, 1891). La technique en a été mise au point dans la thèse d'Autefage (Paris, 1905).

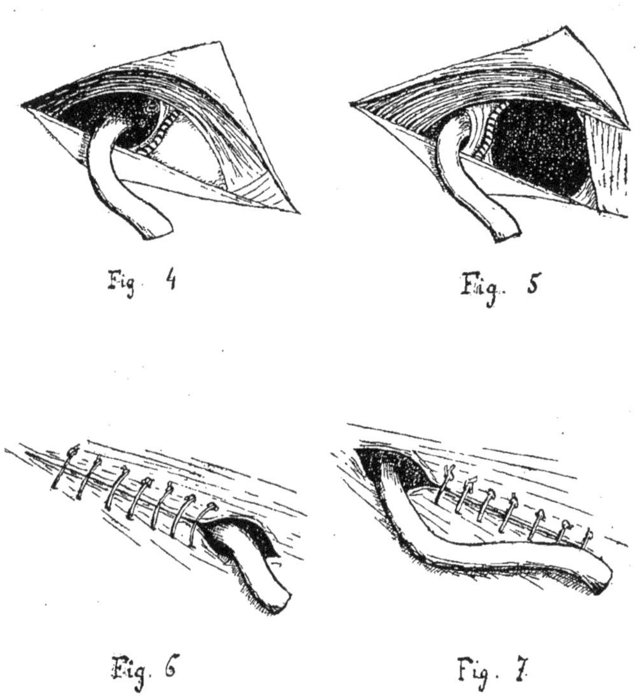

FIG. 4, 5, 6, 7. — Ces schémas montrent que, si la reconstitution antéfuniculaire (fig. 6) ferme bien l'orifice herniaire de la hernie oblique
externe (fig. 4), il faut, au contraire, pratiquer la reconstitution rétro·
funiculaire (fig. 7), pour obturer l'orifice de la hernie directe (fig. 5).

Dans les deux cas, l'orifice de sortie du cordon est reporté loin de l'o-
rifice herniaire. Il est évident que la cure représentée par la figure 6 serait
défectueuse dans le cas de la hernie représentée par la figure 5 (hernie
directe).

Ils ont pour effet de mettre l'orifice de sortie du cordon juste en regard du point faible de la paroi postérieure qui n'est plus recouvert par aucun plan résistant. La récidive de la hernie directe doit être rapide, comme dans le cas de l'observation IX (p. 75).

Au contraire, les procédés de reconstitution rétrofuniculaire atteignent parfaitement le but, en supprimant le trajet inguinal au niveau du point faible, et en le remplaçant par un épais rideau musculo-aponévrotique, sans aucun orifice.

Les figures 4, 5, 6, 7, montrent le résultat obtenu par les deux modes anté et rétrofuniculaires.

Il est facile de voir que, pour la hernie directe, c'est le procédé rétrofuniculaire qui est applicable.

Si nous voulons classer les principaux procédés d'après leur valeur au point de vue particulier de la cure radicale de la hernie directe, nous arrivons aux données suivantes :

1) *Il faut rejeter absolument tous les procédés de reconstitution antéfuniculaire,* car ils créent un orifice au devant du point faible.

2) Le procédé type de Bassini est bon, puisqu'il recouvre l'orifice herniaire en abaissant devant lui le tendon conjoint suturé à l'arcade de Fallope. Mais il laisse subsister l'anneau inguinal superficiel en face du point faible.

3) Le procédé autoplastique de Berger a été préconisé par l'auteur pour le traitement des hernies inguinales de faiblesse et, spécialement, des hernies directes. En voici le résumé.

a) Bassini typique.

b) Incision verticale de 10 centimètres sur la gaine du droit.

c) Suturer la lèvre extérieure de cette gaine à l'arcade de Fallope, au devant du cordon.

d) Suturer la lèvre intérieure de cette gaine à la lèvre extérieure de l'incision du G. O.

e) Rabattre la lèvre intérieure de l'incision du G. O. et la suturer près de l'arcade.

Ce procédé qui peut donner une solidité considérable, puisqu'il superpose au devant du point faible le tendon conjoint, puis trois plans fibreux successifs, a le double inconvénient de constituer une opération assez longue et surtout de laisser dans la plaie un nombre considérable de sutures perdues.

4° Nous ne signalerons que pour mémoire les procédés qui détournent complètement le cordon de son trajet normal. Nélaton et Ombrédanne (1) le font passer dans un tunnel osseux percé au travers du pubis. Cucciopoli, Wolfer et Frey le font sortir entre les muscles droits.

Ces techniques permettent assurément de placer au devant du point faible des plans solides et sans aucune interruption, mais leur complexité doit les faire ranger dans la catégorie des procédés d'exception.

5° Au contraire, nous trouvons, dans le *procédé de reconstitution rétrofuniculaire de la paroi*, une opération très simple n'exigeant qu'un seul plan de sutures perdues et donnant le maximum de garantie dans le cas de la hernie directe.

Après incision de la paroi antérieure du canal inguinal, très près de l'arcade, on libère soigneusement

1. *Presse Méd.*, 31 juillet 1897.

l'aponévrose du G. O., les muscles P. O. et T., ainsi que le fascia transversalis. Puis l'on vient suturer en masse tous ces plans à l'arcade crurale, *par derrière le cordon.*

Celui-ci a donc son orifice de sortie placé en face de l'anneau inguinal profond, et tout le trajet inguinal est supprimé, remplacé par un épais rideau fibro-musculaire qui recouvre le point faible. Le cordon chemine au devant de l'aponévrose du grand oblique dans le tissu cellulaire sous-cutané.

6° Ce n'est que dans des cas absolument exceptionnels que l'on se résoudra à *la castration* chez les malades âgés. Elle permet de supprimer absolument tout orifice de la paroi et de ramener l'opération à celle qui peut être pratiquée couramment chez la femme.

B. — Hernie oblique interne.

Les mèmes considérations thérapeutiques lui sont applicables. On aura soin de toujours suturer à l'arcade, non seulement le tendon conjoint, mais aussi le bord latéral de la gaine du droit, pour remédier à son étroitesse.

Lorsqu'il existe une boutonnière anormale du grand droit, du tendon conjoint, ou des plans fibreux il est très facile de fermer l'orifice par une suture solide.

OBSERVATIONS INÉDITES

Observation I

Hernie directe bilatérale, avec hydrocèle du côté gauche.

L... Pierre, 52 ans, camionneur, entre à Lariboisière, le 20 octobre 1909, dans le service de M. le Dr Picqué.

Examen. — *A droite.* — Hernie comme un gros œuf de poule, facilement réductible, mais se reproduisant aussitôt sans effort. Trajet direct à la partie interne du canal inguinal.

A gauche. — Bubonocèle de la grosseur d'une forte noix, à la partie interne du canal inguinal, rentrant à la moindre pression mais ressortant aussitôt. Hydrocèle concomitante.

Histoire. — La malade a remarqué l'apparition de ses hernies, il a trois ans.

Depuis un mois, le testicule du côté gauche a augmenté de volume sans douleur.

Opération. — Le 29 octobre 1909.

Opérateur. — M. le Dr Baudet.

A gauche. — A côté du cordon et en dedans de l'épigastrique, on trouve un lipome bosselé formé de deux masses latérales. Attirées, elles entraînent : en dehors, un cul-de-sac péritonéal, en dedans, le sommet de la vessie.

Résection du sac péritonéal. Bassini.

A droite. — A côté du cordon et en dedans de l'épigastrique, on trouve un grand sac herniaire ayant repoussé une nappe musculaire épaisse représentant le crémaster. Sous

Villette 5

cette nappe, on trouve une enveloppe formée par le fascia transversalis.

Ouverture du sac ; réduction de l'intestin ; ligature et résection du sac.

Bassini.

Cure de l'hydrocèle concomitante.

Observation II

Hernie directe apparue à 22 ans : cystocèle extra-péritonéale à travers une boutonnière anormale des muscles petit oblique et transverse.

M... Auguste, 29 ans, journalier, entre le 31 mars 1909, à Lariboisière, dans le service de M. le Dr Picqué.

Bubonocèle datant de sept ans ; réduction très facile ; aucun trouble de la miction.

Opération. — Le 6 avril 1909.

Opérateur. — M. le Dr Baudet.

Incision du canal inguinal qui ne contient pas de hernie. A la partie interne, par une boutonnière des muscles P. O. et T., sort directement de l'abdomen une masse du volume d'un œuf de poule. C'est un lipome recouvrant la vessie sans sac péritonéal.

Réduction. Réfection de la paroi.

Observation III

Hernie directe bilatérale entre le grand droit
et le tendon conjoint.

A... Edmond, 27 ans, gardien de la paix, entre le 1er décembre 1909, à Lariboisière, dans le service de M. le Dr Picqué.

Examen. — Double hernie de faiblesse, plus marquée à gauche. Nombreux kystes sébacés du scrotum.

Opération. — Le 2 décembre 1909.

Opérateur. — M. Métivet, interne du service.

Des deux côtés, après ouverture du canal inguinal, on ne trouve pas de sac externe. Mais il existe un vaste orifice entre le grand droit et le tendon conjoint, par lequel sort un lipome herniaire.

Réfection de la paroi.

Observation IV

Hernie directe étranglée entre le bord du grand droit et le tendon conjoint. (Communiquée par M. Brisset, interne des hôpitaux.)

P... Pierre, 39 ans, étuviste, entre le 11 mai 1910, à Lariboisière, dans le service de M. le D⁻ Chaput. Le diagnostic porté en ville est : adénite aiguë de la région inguinale gauche.

Les accidents, qui remontent à quarante-huit heures, consistent en vomissements et diarrhée.

Examen. — On sent, à la partie interne de l'aine gauche, devant le muscle grand droit, une masse dure et douloureuse, du volume d'une noix.

Diagnostic. — Hernie étranglée.

Opération. — Opérateur : M. Brisset, interne du service. Incision du trajet inguinal qui ne contient que le cordon.

Sous le pilier interne, masse graisseuse issue entre le bord du grand droit et le tendon conjoint.

Cette masse incisée montre, dans un sac péritonéal, une anse intestinale avec pincement latéral. L'anse est rentrée, le sac réséqué.

Réfection de la boutonnière anormale.

Suites. — Très simples ; le malade sort, le 24 mai.

Observation V

Hernie directe étranglée ; entérocèle avec cystocèle para-péritonéale. (Communiquée par M. Brisset, interne des hôpitaux.)

H... Joseph, 54 ans, monteur, entre le 22 janvier 1911, à Lariboisière, dans le service de M. le Dr Picqué, pour une hernie droite étranglée depuis six heures.

Ni selles, ni gaz. Nausées.

Antécédents. — La hernie qui remonte à plusieurs années, demeurait pubienne ; elle était contenue par un bandage. Depuis quelque temps, le malade présentait, chaque nuit, une tuméfaction inguinale disparaissant après la miction.

Examen. — Tuméfaction rénitente à la partie interne de l'aine droite, descendant jusqu'à la partie moyenne des bourses.

Le cathétérisme ramène 200 grammes d'urine, mais ne modifie pas la consistance de la tumeur.

Le toucher rectal révèle une hypertrophie prostatique.

Opération. — Immédiate.

Opérateur. — M. Brisset, interne de garde, en présence de M. le Dr Baudet.

L'incision conduit sur une masse graisseuse indépendante du cordon qui est repoussé en dehors.

La dissociation de plusieurs plans cellulo-graisseux conduit, vers la partie externe de la tumeur, sur un sac péritonéal contenant une anse intestinale peu serrée et qui rentre aussitôt. A ce moment, on constate la situation des vaisseaux épigastriques en dehors du collet.

En dedans du sac péritonéal, apparaît une masse épaisse, brunâtre, formant ampoule, avec un pédicule profond. L'incision de cette ampoule donne issue à 40 grammes d'urine. La paroi vésicale est ecchymotique, et le doigt s'engage dans un défilé de 2 centimètres entouré par une virole épaisse.

Résection du diverticule hernié ; fermeture de la vessie en deux plans.

Bassini.

Suites. — Simples, malgré l'apparition, vers le cinquième jour, d'une fistule urinaire qui disparaît sous l'influence de la sonde à demeure.

Le malade sort, guéri, le 26 février.

Remarques. — Ce cas est absolument typique. On remarquera l'existence d'une masse graisseuse, la largeur de l'orifice herniaire, la présence de la vessie sans sac qui est presque constante dans les hernies en dedans de l'épigastrique, surtout chez les prostatiques.

Observation VI

*Hernie directe, scrotale, du côté gauche, issue entre
le grand droit et le ligament de Henle.*

R... Janvier, 58 ans, tailleur de pierres, entre le 8 février 1911, à Lariboisière, dans le service de M. le Dr Picqué.

Examen. — Au niveau de la région inguinale gauche, hernie scrotale assez volumineuse, facilement réductible. Le doigt introduit dans le trajet qui est direct sent les battements de l'artère épigastrique en dehors.

Histoire. — Le malade aurait remarqué, pour la première fois, sa hernie, il y a trois semaines.

Diagnostic porté. — Hernie directe.

Opération. — Le 10 février 1911.

Opérateur. — M. le Dr Baudet. Aide : M. Villette.

On isole un sac volumineux placé à côté du cordon et en dedans de l'artère épigastrique. Ce sac est séparé de l'artère par un petit cordon mince et plat qui paraît être le ligament de Henle.

Observation VII

Hernie directe, associée à une hernie oblique externe, chez un homme de 28 ans. (Communiquée par M. ACHARD, interne provisoire.)

B... Auguste, 28 ans, garçon de café, entre, le 13 février 1911, à l'hôpital Cochin-Annexe, dans le service de M. le Dr Michon, pour une hernie inguinale gauche.

Examen. — Hernie inguino-scrotale, réductible, sonore.

Opération. — Le 19 février.

Opérateur. — M. Achard, interne provisoire du service.

Incision du canal inguinal.

Incision de la fibreuse commune du cordon, et découverte d'un sac de hernie oblique externe vide. Résection de ce sac.

A ce moment, sous l'influence d'efforts de vomissements, on voit un soulèvement largement pédiculé, de la grosseur d'une mandarine, en dedans de l'artère épigastrique. Ouverture : le sac contient une partie du côlon ilio-pelvien. Réduction de l'intestin ; ligature en surjet du pédicule du sac ; résection du sac.

Réfection de la paroi.

Suites. — Guérison locale rapide. Début d'une pneumonie franche, à gauche, le cinquième jour.

Le malade sort, guéri, le 13 mars.

Observation VIII

Hernie directe bilatérale étranglée à gauche. Mort le cinquième jour. Autopsie.

M... Jules-Joseph, 58 ans, camionneur, entre à Lariboisière dans le service de M. le Dr Picqué, le 8 mars 1911.

Il présente une hernie inguinale gauche étranglée depuis plus de trente heures. Ni selles, ni gaz ; vomissements continuels. Température : 38°5.

Antécédents. — Cette hernie existe depuis quinze ans : elle s'est étranglée plusieurs fois déjà mais les phénomènes ont toujours disparu spontanément.

Il existe une hernie plus petite à droite, et de date plus récente.

Examen. — Malade obèse, emphysémateux, tousseur, en très mauvais état.

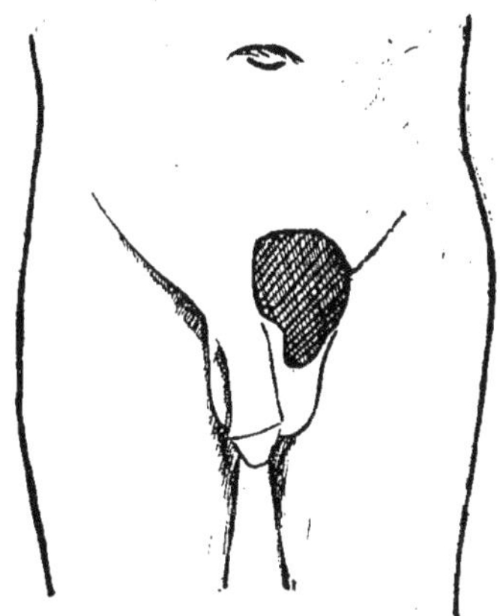

Fɪɢ. 8. — Forme de la tuméfaction dans le cas de l'observation VIII.

Tuméfaction sus-pubienne juxta-médiane gauche mate à la percussion (fig.8). Rénitente, du volume d'une grosse orange, elle ne descend pas dans le scrotum, si ce n'est par un prolongement dur et court.

Diagnostic porté. — Hernie directe étranglée.

Opération. — Trente-trois heures après le début *apparent* des accidents.

Opérateur. — M. Villette, interne du service.

Incision cutanée parallèle au trajet inguinal.

Sous la peau, le cordon chevauche la partie antéro-externe d'une tumeur d'aspect graisseux. On le récline en dehors.

Découverte de l'aponévrose du G. O. ; le doigt pénètre facilement dans l'anneau superficiel.

Incision de la paroi antérieure du canal inguinal qui ne contient que le cordon.

Incision de la tumeur: Sous la graisse qui recouvre un sac péritonéal, on trouve de l'épiploon gris verdâtre adhérent partout. Libération, résection. Derrière lui, se trouve une anse, de coloration gris foncé, mesurant 10 centimètres et constituée par le côlon ilio-pelvien. Il est facile de constater que le prolongement scrotal trouvé à l'examen n'est autre qu'un lipome contenant un diverticule péritonéal épaissi séparé par un rétrécissement.

La hernie est étranglée par un anneau étroit et rigide ainsi constitué : arcade de Fallope, en bas; bord du muscle droit, en dedans; arche musculaire des P. O. et T., en haut ; artère épigastrique et un cordon fibreux, en dehors.

Cet anneau est débridé en dedans, par incision de la gaine du droit.

L'anse attirée au dehors montre des plaques d'un gris mat, le méso est farci de points thrombosés. L'anse fixée par deux catguts est mise en quarantaine.

Suites. — Toute la nuit, vomissements et toux.

Le lendemain, l'anse paraît très tendue ; on l'ouvre, ce qui donne issue à une grande quantité de gaz. Les jours suivants, l'anus artificiel fonctionne mais le malade continue de vomir, et il meurt, le cinquième jour après l'opération.

Autopsie (fig. 9). — Pas de péritonite apparente.

Dissection de la région inguinale gauche (côté opéré).

L'orifice herniaire est limité : en dedans, par le bord du droit, en contact immédiat ; en dehors, par le ligament de Hesselbach et l'épigastrique; en bas, par l'arcade de Fallope et le pubis; en haut, par le bord inférieur des muscles P. O et T., qui *se dirige horizontalement* vers le muscle droit, et se continue par le tendon conjoint qui adhère intimement à la gaine antérieure du droit.

Le doigt introduit dans l'orifice sent, sous le péritoine, deux cordons qui le bordent en dedans et en dehors. Le cordon interne est l'artère ombilicale, le cordon externe est consti-

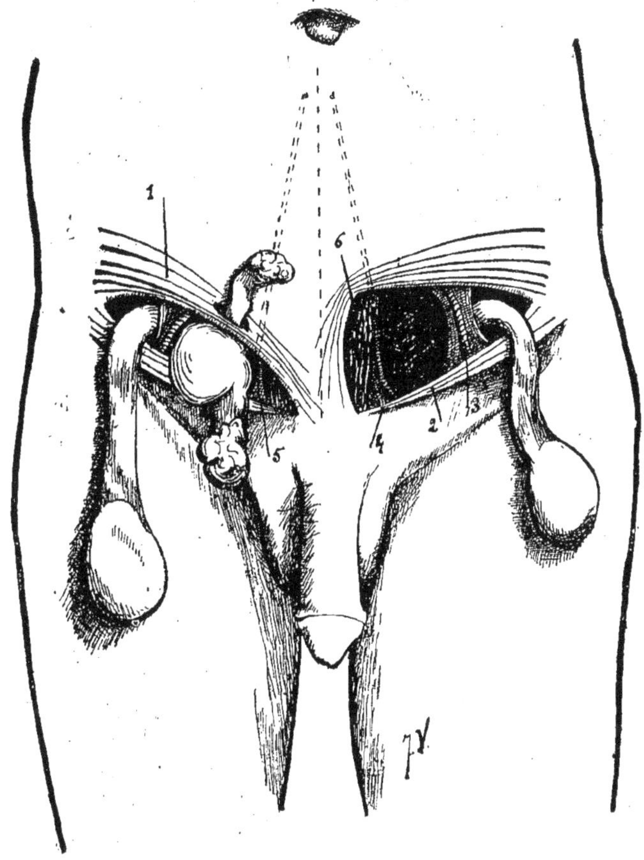

Fig. 9. — 1. Arche musculo-tendineuse. — 2. Arcade de Fallope. — 3. Artère épigastrique et ligament de Hesselbach. — 4. Cordon de l'artère ombilicale. — 5. Ligament de Henle. — 6. Muscle droit.

tué par le ligament de Hesselbach et les vaisseaux épigastriques. Ces rapports sont vérifiés par une dissection minutieuse de la face péritonéale de la paroi. Il est absolument impossible, avec le doigt, de reconnaître l'ouraque sous forme de cordon.

Dissection de la région inguinale droite.

On trouve, en dedans du cordon, une masse graisseuse. Incisée, elle révèle la présence d'un sac péritonéal vide.

L'orifice herniaire est limité exactement comme à gauche, mais à sa partie interne, on peut voir le ligament de Henle qui avait disparu à gauche.

Le doigt introduit reconnaît la présence de deux cordons, l'un interne et l'autre externe : l'ombilicale et le ligament de Hesselbach qui sont disséqués par la face profonde.

De ce côté, l'arche musculaire ne présente pas la direction anormale existant à gauche.

Le sac envoie deux diverticules : l'un, en bas et en dedans vers le scrotum ; l'autre, en haut, qui perfore l'arche musculaire par une *boutonnière anormale*.

Résumé.—Des deux côtés hernie directe, en dedans de l'épigastrique, en dehors de l'artère ombilicale. Les limites de l'orifice correspondaient exactement à celles que Mantelli donne pour caractéristiques de la hernie oblique interne. Le doigt introduit dans le trajet reconnaissait la présence de deux cordons fibreux, l'un externe, l'autre interne. Ce dernier repoussé en dedans et presque médian semblait être l'ouraque ; il fallut le disséquer pour reconnaître qu'il s'agissait de l'ombilicale.

Observation IX

Hernie directe bilatérale. — Première cure radicale par reconstitution antéfuniculaire de la paroi. — Récidive rapide sous forme de double cystocèle extra-péritonéale. — Deuxième cure radicale, par reconstitution rétro-funiculaire. (Communiquée par M. le Dr M. BARBIER, chef de clinique de M. le prof. QUÉNU.)

Cl..., 42 ans, brigadier des gardiens de la paix.

PREMIÈRE PARTIE. — Entre, fin juin 1910, à l'hôpital Cochin, dans le service du professeur Quénu pour hernie inguinale double datant de quelques mois.

Antécédents. — Santé parfaite. Pas de hernie constatée au conseil de révision ni à l'entrée au corps des gardiens de la paix.

Histoire. — En janvier 1910, pendant les inondations, au cours d'efforts violents et répétés pour conduire un radeau, le malade ressentit une douleur aux aines et remarqua, de chaque côté, une tuméfaction du volume d'un œuf de pigeon.

En juin 1910, un médecin constatait une hernie inguinale droite, et une pointe de hernie gauche ; il envoyait le malade à l'hôpital.

Examen. — *A droite* : hernie du volume d'un œuf de poule, apparaissant sous l'influence de l'effort et de la toux, entièrement réductible dans le décubitus dorsal. Elle descend à hauteur du bord antérieur du pubis, mais ne montre aucune tendance à descendre dans le scrotum.

A gauche. — Mêmes symptômes moins marqués.

Diagnostic. — Hernie directe bilatérale.

Opération le 5 juillet 1910.

Opérateur. — M. Barbier.

A droite. — Sac ayant franchi l'anneau externe. Son collet est en dedans de l'artère épigastrique.

Paroi postérieure effondrée.

Résection du sac.

Réfection de la paroi au fil de lin, par deux plans antéfuniculaires.

A gauche. — Pointe de hernie directe. Pas de résection du sac. Réfection antéfuniculaire à deux plans.

Suites opératoires. — Simples ; le malade sort le 28 juillet et reprend son service le 1er septembre. Revu en janvier 1911, il présente une impulsion nette sous les deux cicatrices, surtout à gauche.

DEUXIÈME PARTIE. — Le malade revient en avril 1911 pour quelques douleurs inguinales ressenties le soir dans les efforts, on constate une saillie à la partie inférieure de la cicatrice.

A droite. — Impulsion nette, au-dessus de l'épine pubienne.

A gauche. — Hernie plus volumineuse, réductible spontanément dans le décubitus dorsal.

Deuxième opération le 5 mai 1911.

Opérateur. — M. Barbier, chef de clinique.

A gauche. — Incision de la paroi. Ablation des fils réunissant l'arcade au tendon conjoint. On voit, en dedans des vaisseaux épigastriques, à la partie la plus interne de la plaie, une épaisse masse graisseuse recouvrant la vessie : cystocèle extra-péritonéale.

Après refoulement de cette masse, on pratique un Bassini typique, en renforçant les points internes.

A droite. — Même masse graisseuse, un peu moins volumineuse, recouvrant des veines prévésicales : cystocèle extra-péritonéale. Réfection rétro-funiculaire de la paroi, en deux plans.

Observation X

Hernie inguinale directe, du côté droit. Lipomatose herniaire.
(Communiquée par M. le Dr BAUDET, chirurgien des hôpitaux.)

D..., 58 ans, boulanger. Salle Chassaignac, n° 3, entré le 6 mai 1911.

Antécédents. — Antécédents nuls, n'a jamais eu de hernie dans son enfance.

Grippe il y a trois mois. C'est à l'occasion des efforts de toux qu'il vit apparaître une petite tumeur dans l'aine droite : elle avait alors le volume d'une noisette.

Mais sitôt qu'il eut repris son métier, la tumeur s'accrut très vite au point d'acquérir celui d'un très gros œuf de poule. Il se présente alors à l'hôpital Saint-Denis pour en être débarrassé ; mais on ne consent pas à l'opérer.

Examen. — A l'examen la tumeur du volume d'un œuf de poule, arrondie, distend l'aine droite et la base du scrotum, mais ne s'engage pas dans les bourses. Elle est mate et se réduit sous gargouillement. On la réduit assez facilement, néanmoins quand la réduction a lieu, on a très nettement la sensation d'un arrêt momentané, puis d'un obstacle franchi : il y a donc un collet étroit.

En suivant la hernie avec le doigt, pendant la réduction, on constate que le trajet herniaire est rectiligne et large. En bas, l'orifice profond repose sur le pubis. En dedans, il est limité par le bord du muscle droit, on ne sent pas les battements de l'artère épigastrique.

Le malade ne souffre pas, mais sa hernie est toujours sortie, même la nuit. Cette situation l'inquiète.

Diagnostic porté. — Hernie directe.

Opération. — Le 10 mai 1911.

Opérateur. — M. le Dr Baudet.

Incision, le long du canal inguinal. La hernie apparaît à la partie interne du cordon repoussé en dehors mais sans pénétrer dans le cordon.

Elle possède une première enveloppe fibreuse assez épaisse, que je sectionne dans un temps spécial. La tumeur est constituée par une masse adipeuse très épaisse; mais en la pressant entre les doigts on a l'impression de deux parois qui glissent l'une sur l'autre. Néanmoins, quoique prévenu, je ne découvre le sac que très difficilement. Il est vide. Je le lie et le résèque. Au niveau du collet il est rétréci par des plissements fibreux, stigmates de Cloquet, indiquant que le sac est vieux et qu'il date de plus de trois mois.

1° Réfection de la paroi postérieure (adossement du grand droit à la lèvre postérieure de l'arcade).

2° Suture de la paroi antérieure qui avait été précédemment incisée.

3° Suture de la peau sous drainage.

Observation XI

Hernie directe interstitielle du côté gauche. Accident du travail. (Communiquée par M. le Dr Mauclaire, chirurgien des Hôpitaux.)

L. B..., 39 ans, ouvrier carrier depuis quinze ans, dans le courant de janvier 1911, était occupé à décharger un wagon lorsque, dans un effort très violent, il ressentit une douleur brusque dans l'aine *gauche*. Il fut obligé de cesser immédiatement son travail et de se faire reconduire chez lui, en proie à des phénomènes syncopaux.

Le lendemain, il constatait une tuméfaction du pli de l'aine.

Examen. — Sujet maigre, très musclé, non obèse. Mais quand il tousse, la partie inférieure de la paroi abdominale, à droite et à gauche, présente à la vue une impulsion très nette.

Dans les efforts, on voit une saillie arrondie apparaître directement, d'arrière en avant, dans la moitié interne de la région inguinale gauche. Elle ne détermine pas de dilatation cylindrique du canal.

L'exploration par le doigt révèle les caractères suivants.

L'anneau superficiel est libre et normal, ainsi que le canal inguinal. Il existe, *en dedans de l'anneau, derrière le pilier interne*, un trajet antéro-postérieur direct, au niveau duquel on perçoit l'impulsion à la toux. Avec le doigt introduit dans le trajet herniaire, on sent le bord du grand droit en dedans, et on croit sentir les battements de l'artère épigastrique en dehors.

Conclusions. — Dans son rapport d'expertise, M. le Dr Mauclaire a conclu :

Hernie directe. Hernie de force sur une paroi faible, résultat d'un accident du travail.

CONCLUSIONS

I. — Les hernies juxta-funiculaires, placées en dedans de l'artère épigastrique — hernies directe et oblique interne — ont été parfois réunies. Mais il est préférable de conserver la subdivision des auteurs français établie par Velpeau.

II. — La hernie directe est assez fréquente. Chez les adultes, elle existe dans 8 à 9 °/₀ des cas de hernies inguinales. Chez les vieillards, elle devient presque aussi fréquente que la hernie oblique externe.

La hernie oblique interne est excessivement rare.

III. — Le sac de la hernie directe est formé par trois enveloppes : péritoine, tissu cellulaire sous-péritonéal chargé de graisse, fascia transversalis.

En outre, le crémaster recouvre et soutient la hernie.

IV. — Le cordon spermatique est placé au côté externe de la hernie directe ; il peut se trouver en avant.

V. — Dans la hernie directe ou oblique interne, il faut s'attendre à rencontrer la vessie dépourvue de sac péritonéal.

VI. — Les hernies juxta-funiculaires sont des hernies de faiblesse. Elles font issue au niveau du point faible de la paroi postérieure.

Assez souvent, elles font issue par une boutonnière anormale de la paroi.

VII. — La hernie directe est ordinairement bilatérale ou prédominante à gauche.

Elle résulte, le plus souvent, d'efforts modérés mais répétés.

Elle peut résulter de l'emploi d'une technique défectueuse suivie au cours d'une cure radicale antérieure.

VIII. — Les hernies juxta-funiculaires se forment graduellement d'ordinaire.

Elles peuvent apparaître d'un seul coup et résulter d'un « accident du travail ».

IX. — Le diagnostic des hernies juxta-funiculaires est presque toujours possible ; il est quelquefois difficile quand la hernie descend dans les bourses.

X. — Les hernies juxta-funiculaires donnent lieu souvent à des accidents d'étranglement, soit passagers et à répétition, soit permanents.

XI. — Les hernies juxta-funiculaires donnent lieu à certaines considérations thérapeutiques spéciales.

Elles sont mal contenues par les bandages dont la pelote doit affecter une forme particulière.

Les meilleurs procédés de cure radicale sont le Bassini et la reconstitution rétro-funiculaire de la paroi.

BIBLIOGRAPHIE

ALESSANDRI (R.).— *L'ernia della vesica con speciale riguardo alla sua patogenesi. Ricerche cliniche e sperimentali.* Il Policlinico, 1901.

ASTLEY COOPER. — *On hernia. The anatomy and surgical treatment of inguinal and congenital hernia.* Londres, 1814.

— *OEuvres complètes.* trad. Chassaignac et Richelot, Paris, 1837.

AUTEFAGE. — *Cure radicale des hernies.* Thèse Paris, 1905.

BASSINI. — *Nuovo metodo operativo per la cura radicale dell'-ernia inguinale.* — Padoua, 1889.

BERGER (P.). — *Résultats de l'examen de 10.000 observations de hernies recueillies à la consultation des bandages du Bureau central, du 4 févr. 1881 au 11 août 1884.* IX° Congrès français de chirurgie. Paris, 1895.

— *Hernies,* dans Duplay et Reclus, 1898.

— *Hernies et accidents du travail.* Rev. Chir., 1906.

BLAISE. — Thèse Paris, 1894, n° 118.

BONOMO. — *Sulle ernia della vescica. Osservazioni anatomische e contributo clinico di cura radicale.* Giornale medico del regio esercito, 1898.

BROCA (A.).— *Note sur la fréquence de la hernie inguinale directe.* Bull. Soc. Anat., 1888.

— Article « *Inguinal* ». Dict. encycl. Dechambre, 1889.

BUCCI. — *Contributo alla casistica dell'ernia ing. oblig. int.* La Medicina italiana. 1906.

CAMPER. — Kleine Schriften, 1785 ; i i, 59.

CAPONAGO (B.). — *Di un caso di ernia ing. oblig. int.* La Clinica chirurgica, 1906.

CHIPAULT. — Bull. Soc. Anat., 1889 ; t. LXIV, p. 67.

CLOQUET (J.). — *Recherches anatomiques sur les hernies de l'abdomen.* Paris, 1819. Thèse de concours.

D'AIUTOLO. — *Su di una notevole ectopia della plica pubo-ombellicale, plica vesicale laterale.* Memoria letta alla R. accademia della Scienze dell'Instituto di Bologna, 1891.

DALL'ACQUA. — *Osservazioni anat. pathol. et clinische sull'ernia.* La Clinica chir., 1907.

DELFINO. — *Sopra un caso tipico di ernia ing. obl. int.* La Clin. chir., 1906.

DEMEAUX. — *Nouvelles observations sur les hernies ; supplément au mémoire de M. Velpeau.* Annales de la Chir. française et étrangère. Paris, 1841.

— *Observations et considérations sur quelques points intéressants dè l'histoire des hernies.* Gaz. Hôp., Paris, 1850.

D'ESTE. — *Per la storia dell'ernia ing. obl. int.* Il Morgagni, 1907.

DONATI. — *Sull'ernia ing. diretta nella dona. Contributo clinico e ricerche anat. intorno alle formazioni limitanti il canale ing. nei due sessi.* Archiv. delle Scienze mediche, 1905.

DRAUDT. — *Ueber eine Hernie der Regio Pubica init Durchtritt durch der Musc. rectus abd ;* Beitr. f. Klin. Chir., Bd. 42, 1904.

DURET (H.). — *Des variétés rares de la hernie inguinale ;* Th. agrég. Paris, 1883.

ENGLISCH. — Wiener Med. Jahrbruch, 1869 ; Bd. XVIII. *Ueber zwei seltenere Arten von Hernien ;* Vochenblatt der Zeitschrift der k. k. Gesellschaft der Aerzte in Wien, 1868-1869.

ESCHER. — *Ueber der inneren Leistenbruch beim Weibe ;* deutsche Leitschrift fur Chir., 1899.

Felizet. — *Les hernies inguinales de l'enfance*. Paris, 1894.

Filippini. — *Esperienza di 42.000 operazioni alla cura dell'ernia ing.*; Brescia, Unione tipo-litografia bresciana, 1899.

— *Esperenzia di 2.000 operazioni nella cura radicale delle ernie*; La Clinica chir. 1906.

Forgue. — *La hernie inguinale directe*; Presse Méd., 1908, n° 94.

Gabarri. — *I resultati definitive nella cura operativa dell'ernia ing.*; La Clin. ch., 1899.

Goyrand. — *Hernies dans l'épaisseur de la paroi antérieure de l'abd.*; Gaz. Hôp. Paris, 1832.

— *De la hernie inguino-interstitielle*; Mémoire de l'Ac. royale de médecine de Paris, 1835-1836.

Hesselbach (F.-C.). — *Anat. chir. Abhandl. über den Ursprung der Leistenbrüche*. Wurzbourg, 1806.

— *Neueste anat. chir. Untersuchingen über den Ursprung und das Fortschreiten der Leisten, und Schenkelbrüche*. Wurzbourg, 1814 (traduit en latin par Rulard, 1816).

His (W.). — *Die anatomische Nomenklatur*. Archiv. fur Anat. und Physiol., 1895.

Jaboulay et Patel. — *Hernies*, dans Le Dentu et Delbet, 1908.

Kahl. — *Przepuklina Jackwinowa skosme wewnetrzna (pechezopepkowa) zansnieta (Ernia ing. obl. int. incarcerata)*. Medicina Warszawa, 1880.

Lodigiani. — *Contributo alla conoscenza dell ernia ing. obl. int.* 14e Congresso sanitario interprovinciale, Parma, 1907.

Lemaistre. — Bull. Soc. Anat., 1878.

Lupô. — *Dell'ernia ing. obl. int. o soprapubica*. Giornale internaz. delle Sc. medic., Napoli, 1880.

Luxardo. — *Dell'ernia ing. obl. int. o vesico pub*. La Clin. chirurg., 1903.

Macready (J.). — *A treatise on ruptures*. Griffin and C°, Londres, 1893.

MALGAIGNE. — *Lettre sur divers points de l'histoire et de la thérapeutique des hernies adressée à l'Ac. des Sciences et à l'Ac. de Médecine ;* in Gaz. Méd., 1835.

— *Recherches statistiques sur la fréquence des hernies, selon les sexes, les âges et les diverses populations.* Lu à l'Ac. des Sciences, 19 juillet 1840.

— *Leçons cliniques sur les hernies,* recueillies par Gelez, 1841.

MANTELLI (C.). — *Contributo allo studio dell'ernia inguinale obl. int. o vesico publica.* Il Policlinico, 1910, fasc. 7 et 8.

MARCONI. — *Due varieta rare di erni abd.* La Clin. chir., 1895.

MARJOLIN. — Thèse concours, 1812.

MONARI. — *Cistocele inguinale.* Bolognia, Regia tipografia, 1896.

MONRO. — *On the Gullet,* 1811, p. 462.

MONTEGUACCO. — *Quatrocentto ernie ing. curate col metodo operat. del Bassini.* Atti del Associazione Medica Lombardi, 1894.

MORTON. — *The surgical Anat. of ing. hernia.* Londres, 1841.

PAPON (F.) et TARTAVEZ (H.). — Hernie inguinale directe. *Archives de Médecine militaire,* décembre 1910.

PICQUÉ (L.). — *Hernies,* dans Encycl. intern. de Chir., sous la dir. de Ashurst. Paris, 1886, t. VI.

REMEDI. — Atti della R. Acad. dei fisiocratici di Siena, 1880.

ROBINSON. — *Hernia through the semilunar line and direct ing. hernia.* Brit. Med. Journ , 1908.

REVERDIN. — *Hernie directe étranglée. Autopsie.* Bull. Soc. Anat., déc. 1869.

ROCHARD. — *Les Hernies.* Paris, 1904.

ROMITI (G.). — *Di alcune particularita fibrose e musculari nella fascia transversalis, alcune delle quali notati ancora sul vivente.* Il Policlinico, 1909.

— *Compendio di anatomia top. dell'uomo con speciali applicazioni alla chir. pratica,* 1905.

RUGGI (G.) E CARLO NASI. — *Ernie.* Traité italien de chir. Vallardi, 1903.

RUSSEL. — *Trans. Roy. Society.* Edin., 1805.

Santucci. — *Contributo alla casistica dell'ernia ing. obl. int.*
    La Clinica chir., 1906.

Scarpa (A.). — Sull'ernie Memorio anatomico-chirurgiche.
    Milan, 1809, 1810 (traduit par Cayol, Paris, 1812).

Tuffier. — Anomalies du canal inguinal et hernies para-
    inguinales. Bull. Soc. Anat., 1888, p. 415.

Vaccari. — *Su di una rara diposizione della fascia di Cooper
    a livello di un'ernia diretta della vescica.* Gaz. d.
    ospedali et della cliniche, 1904.

Velpeau. — *Mémoire sur une nouvelle espèce de hernie ingui-
    nale (hernie oblique interne).* Annales de la chir.
    française et étrangère. Paris, 1847, t. I, p. 257.

Wernher (A.). — *Zur statistik der Hernien.* Archiv. f. klin.
    chirurg., 1869, t. XI, p. 555.

TABLE DES MATIÈRES

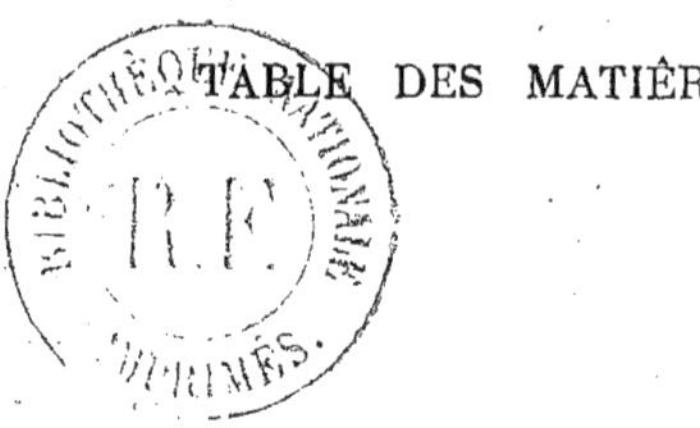

MAYENNE, IMPRIMERIE CHARLES COLIN

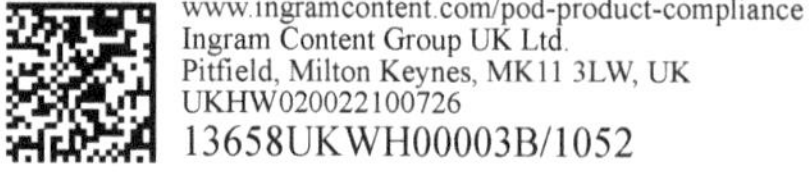
www.ingramcontent.com/pod-product-compliance
Ingram Content Group UK Ltd.
Pitfield, Milton Keynes, MK11 3LW, UK
UKHW020022100726
13658UKWH00003B/1052